AQUARIUS

AQUARIUS

AQUARIUS

AQUARIUS

Vision

一些人物，

一些視野，

一些觀點，

與一個全新的遠景！

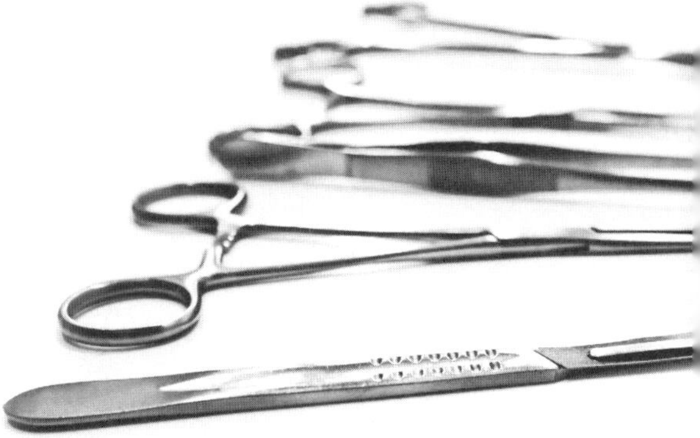

陳光超 副院長著

有溫度的手術刀

一個頂尖外科醫師的黑色幽默

【重量級推薦】

作者透過精采的實際病例，把生硬的醫學專業像說故事一般，鮮活地解釋給民眾了解。

一位優秀外科醫師的養成沒有速成的捷徑，就像苦練功夫一般，直到熟能生巧為止。

但比修煉精進手術技術更重要的，是要有一顆時時為患者設想的心。

外科醫師無法保證每一刀劃下去，手術都一定會順利成功，但正如同作者陳光超醫師所說：「保證在手術的每一個步驟，我都小小心心地確實做。」

——**魏崢**（振興醫院院長）

目錄

輯一

我被告了

病人不是故意來找碴的，是這個問題困擾他太久了。他只是想要得到一個令他安心的治療跟診斷而已。

輯二

救？不救？外科醫師心裡的天秤與眼淚

我不能任由癌細胞奪走他的命。我認為我一定還會再幫這種人開刀，但是我也認知到，開刀只是治療了這個病，並沒有救了這個人。治「病」容易，治「病人」很難。

輯三

「刀怎麼開這麼久？醫生會不會啊?!」

每一個人都希望手術又快又好，傷口又小又美。但是手術是一種良心事業，有沒有做好，醫生自己最知道。不是傷口漂亮就是好，而是要在病人不知道的過程中，也要完美地處理得一乾二淨，才能挽救病人的生命。

目錄

輯四
生・死

二十年來，治療每一位不幸的頭頸癌病人，都是用我自己最高的標準來做。天天都想讓病人求生，不想讓病人面對死，因此病人都有很好的無病存活率。

輯五

打天下的頂尖外科醫師

我執行過上萬次手術，在手術前，我都會在腦海裡先演練數百遍，將各種可能發生的狀況先設想到，並找到解決方法。我們的信仰是，多花我們兩小時，把所有的癌細胞拿得乾乾淨淨，病人就可以多活十年。

輯一

我被告了

病人不是故意來找碴的，
是這個問題困擾他太久了。
他只是想要得到一個令他安心的
治療跟診斷而已。

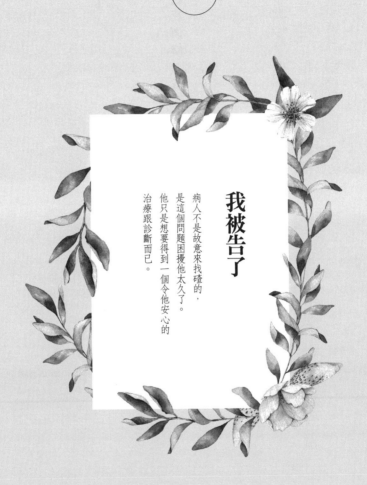

我被告了

「你為什麼把我們的人當作實驗品，亂開刀？」

「陳醫師，請你到院長室。」

短短的一句話，對方就掛上了電話，聽起來非常地不友善。尤其是那個時候，我還是個小咖的醫師，很少能夠見到院長一面。

似乎有事情發生了。

打開院長會議室的門，一眼就看到詹星靜靜地坐在沙發上。另一邊是醫院的公關，正低聲下氣地陪著另外一位挺著啤酒肚的男士。

「詹星，你怎麼在這裡？」詹星抬頭，望了一下我。

詹星沒有說話，轉頭看看另外那位挺著啤酒肚的男士。

//

詹星是一位第三期舌癌的患者，在一個月之前，我已經成功地幫他做了手術：切除他的舌癌，並做了頸部淋巴廓清術。

由於頸部淋巴已經有轉移，為了預防未來復發、蔓延，所以必須加做放射線治療與化療。

放射線治療需要天天到醫院，所以他徵求我的同意，在上個禮拜，轉到他家附近的另外一家醫院做放射線治療。

我順著詹星的視線望過去，這位男士最讓人印象深刻的是他頂著一頭燙捲捲的頭髮，可以讓人看到他的頭皮，以及似乎永遠不會變形的短髮。

「詹星，你怎麼在這裡？」我又把我的眼神落回詹星的兩隻眼睛，再問了一次。

「他是我的五姑丈。」詹星避開眼神，怯怯懦懦地回答。

「五姑丈？」我摸不著頭緒。

我轉頭，再打量一次這位捲髮男。以我執業的經驗，我相信他跟詹星一樣，也是吃檳榔、喝酒、抽香菸的人——也就是口腔癌發病的高危險群。

我馬上放下心來，他這位五姑丈，應該是為了怕得到跟詹星一樣的病，所以要來看診的。

「你們想要做口腔癌篩檢，到門診就好了，不用跑到院長室來。」我對大家說。

突然之間，原本還算平靜的氣氛，一下子被一個憤怒的聲音打破。

「你們醫院的醫生那麼爛，誰要來做篩檢？」五姑丈開口了。

「你就是那個陳醫師嗎？」

我點點頭。

糟糕，真的有事情發生了。

詹星，這位我手術的病人，不就好好地坐在我面前嗎？究竟是什麼事情呢？我不僅聽過，也看過許多前輩發生的醫療糾紛。我知道這些麻煩都非常棘手，一直慶幸自己從沒有碰過。

看來，我今天破功碰上了。

「你有什麼不舒服嗎？」

「我的喉嚨很痛，都破了，沒辦法吃飯。」詹星小小聲地回答。

看起來，他喉嚨真的很痛。

「這個是放射線治療過程中，很正常的副作用。因為你過去吃太多的檳榔，口腔黏膜都已經病變。一旦接受放射線治療，很容易潰爛而疼痛，無法吞嚥。為了治好癌症，你要忍耐。吃點止痛藥，幾個禮拜過後就會好了。」

「那個、那個什麼陳醫師，是吧？」捲髮男又用那個非常不友善的語氣開口了。

「不用講那些有的沒有的。我問你，你為什麼把我們的人當作實驗品，亂開刀？」

這太容易回答了。我馬上就告訴他第三期舌癌的標準治療方法。

不料，他也馬上打斷。

「我不管這麼多，我只問你，你為什麼把我們當作實驗品？我們不是白老鼠。」五姑丈再三強調詹星是個實驗品。「不要以為我們不知道你不會開刀。」

有人指責我不會做手術。這下子，我必須虛心地聽他怎麼說。

「你沒有經驗，自己卻拿我們的人當實驗品亂開。」

那時候的我，雖然是個年輕的主治醫師，但是也親手處理過這樣的病例不下數百例，絕對不能算是一個沒經驗的新手。

醫院公關示意我坐到他身邊。這時，我才發現，他前方的桌上，有一張詹星接受放射線治療所在醫院的病歷紙。

仔細看，病歷紙上面畫了兩個圖。顯然是一位我的同行畫的。因為其中一幅畫的是我在詹星脖子上所做的手術切口，呈現大U形。另一幅，畫的則是另一種切法，呈曲棍球形。旁邊還寫了我看不懂的三個字——『黑白弗!!!』

五姑丈繼續質問我：「你用了幾個小時，做完詹星這個手術？」

我困惑地搖搖頭，因為我不知道他問的目的是什麼。還有，病人太多，我也不記得詹星的手術到底花了多久。

「六個鐘頭，足足六個鐘頭。我們在外面等得都快急死了。你到底會不會開刀？這位醫師說只要三個鐘頭就可以把手術做完。」

「而且，」他加重語氣，「脖子上的切法，應該像這樣，而不應該像詹星脖子上的那樣。」他指著桌上畫著像曲棍球的圖說著。「那個醫師說你『黑白弗』（台語）。」

原來病歷紙上，我們同行寫的「黑白弗」是台語。

黑白弗就是「既不懂，又亂搞」，「胡搞、瞎搞」的意思。

我終於明白他們為什麼要來興師問罪了。

頸部淋巴腺廓清術的切法有很多種，但是舌癌易有頷下腺附近的轉移，所以我慣用U或Y形切口。

詹星才三十歲，身體還強健。我希望用完整切除的方式，幫他把原發腫瘤連著頸部淋巴腺一起切除，增加他的存活率。

這時，切下來的標本，從舌頭到淋巴結是連續一整塊的。這樣的手術，困難度比較高，當然比較花時間。

若是把舌頭病灶從嘴巴內切掉，再從脖子進去清除，淋巴腺拿掉，標本分成兩截。手術雖然只要三個鐘頭，但是我懷疑會有癌細胞遺漏在口腔底部，危害到詹星年輕的生命。

「人家那位是有名的醫師耶，他怎麼會說你『黑白弗』呢？」聽完解釋，姑丈似乎口氣轉好了。「你是不是有得罪過他？」

唉，我印象中是沒有。

尤其我跟他輩分差很多，也應該沒有講過話才對。可能是他覺得我還很「嫩」，沒聽過我這號小人物，而認定我沒有能力處理這種重病吧。

//

「陳主任，還要多久會好？」

「陳醫師，手術室護理站打電話來問，手術還要多久。」

「叫她們別吵。」我沒好氣地回答。

「不是啊。不是我們在催你。是家屬在問啊。家屬很著急，等得不耐煩，一直進來催。」護理師很無辜地回答。

這樣的對答，在手術室中，天天在發生。

每一個人都希望手術又快又好，傷口又小又美。但是手術是一種良心事業，有沒有做好，醫生自己最知道。

不是傷口縫得漂亮就是好，而是要在病人不知道的過程中，也要完美地處理，這樣才對得起病人。

尤其是攸關生命的癌症手術，必須把病灶清理得一乾二淨，才能挽救病人的生命。

但這需要花時間。花三個小時與花六個小時去處理詹星的第三期舌癌，手術費是一樣的。

但是，我認為若多花三個小時，可以多換得詹星十年的生命，這是非常划算的付出，手術費真的不用去計較。

當然，有合理的給付，會讓病患有更好的照顧，這需要當政者好好地省思與落實。

最後，我偷偷問了一下詹星，為什麼是你「五姑丈」那麼遠的親戚來投訴呢？

他不好意思地說：「五姑丈就最愛黑白弗啊！」

痰，謊言，咽喉炎

我眼睛裡黏黏的感覺，像極了眼藥膏。
但是這個膏，是病人的痰。

門診外面，傳來一陣騷動。

有位病人跟其他的候診病人吵了起來。她告訴門診小姐，她的情況很嚴重，必須要先看。可是，不僅別人不讓她先看，門診小姐也請她按照號碼，乖乖排隊。

我在門診房間裡面，聽到她罵人的中氣十足，絕對不會有什麼大病，所以一直到她的號碼到了以後，才讓她進來。

「陳主任，你快救救我。事情大條了！」她緊皺著眉頭，雙手撫著自己的脖子，語氣非常急促。

「是脖子有問題嗎？」她表情痛苦地點點頭，沒說話。

「怎麼樣不舒服呢？」她還是沒說話，只是把嘴巴張開到像河馬似的，用手指頭誇張地指向嘴巴裡面。

「是喉嚨在痛嗎？」她還是沒說話，只是把嘴巴張得更大，更用力地指著嘴巴。

「是喘不過氣來嗎？」我耐著性子，再問她。

「我把嘴巴張得那麼大了。我喉嚨有什麼問題，你不會自己看嗎？」突然之間，她把扶在脖子上的雙手放下，沒好氣地說。

「到底是你在當醫生，還是我？」她又補上一句，這通常是醫生才會說的話。「我自己知道的話，還需要來找你嗎？」

「請你告訴我，你喉嚨是怎麼樣的不舒服呢？」我為了完成病歷中，有關主訴的紀錄，只好再問一遍。

「我的喉嚨覺得卡卡的、怪怪的，好像有痰，但是咳不出來。」

她這麼一說，我的心裡已經有底了。

//

這個問題叫做「癔球症」，古代的學名叫做「咽喉歇斯底里症候」，是慢性咽喉炎的一種。

它不是因為細菌或者感染所引起的喉嚨發炎。「癔球症」是因為下列四種情形所造成，分別是操煩緊張、壓力大、睡眠不好，及胃酸逆流。

這幾個問題，會讓喉嚨的肌肉緊張起來，使得口水的分泌變少、變黏，不容易吞下去，就會讓人覺得喉嚨裡，像被一顆乒乓球堵住。老是卡卡的，感覺有痰，但吞又吞不下去，咳也咳不出來。用力咳出來的，都是白色、黏黏的「痰」。其實那不是痰，而只是變黏的「口水」。

不過，每一千個這樣的病人，大約有三個可能真的有食道或是咽喉的腫瘤，耳鼻喉科醫師還是不可以掉以輕心。

「我幫你檢查看看。」我幫她把喉嚨、脖子全部檢查一遍，確定她喉嚨並沒有長腫瘤。

「我已經吃了很多種藥了。吃了就好。不吃，它又來了。」她很正確地描述了這個病的特性。

因為通常醫生都是給這種病人肌肉鬆弛劑，或是鎮靜劑，讓緊張的喉嚨肌肉群放鬆，口水就會變稀、變多。口水容易吞下去，症狀就解決了。

但若是一停藥，肌肉又開始緊張，症狀就會重複出現。

「吃藥沒有效。我一定是得癌症了。」她提高音調，又說了一遍，「我一定是得到癌症了。」絕望地自己下了診斷。

「不要擔心，我剛剛幫你檢查過。你的喉嚨裡面沒有長——東——西。」我特別強調後面三個字。

「陳主任，你又沒有幫我檢查，怎麼知道我沒有長東西？」她很不滿意。

「啊，我不是剛剛才幫你的耳鼻喉三個部位，全部看過一遍嗎？」我很驚訝地說。
「我要照X光、電腦斷層掃描，還有核磁共振掃描！」「我的情況那麼嚴重，網路上說你看病仔細，我才來找你的。」「還有，醫生──若是發現什麼問題，趕快幫我治療。但是不要告訴我真相，不然我會受不了。」一副既要豁出去，卻又很不勇敢的矛盾情緒。
「你真的沒有長東西呀。」「明白地說，你沒有喉癌呀。」「喉癌不是用X光，或者是電腦斷層掃描來診斷的。」「有沒有長東西，我用咽喉鏡就可以看到了。」我試著安撫她。
「你會不會沒看清楚啊？就那麼一個東西，明顯地卡在我的喉嚨裡面，怎麼會沒看到？」「你再幫我仔仔細細地看一遍。」
她的意思是我沒有仔細看，或是醫術不夠看不出來，簡直對我是種羞辱。但──我又「聽話地」再幫她檢查一遍。

或許有人會說我為什麼如此卑躬屈膝，好像失去了當醫師的尊嚴。

可是，我知道這種病人，一不滿意，是很容易客訴你的。更重要的是，我們要了解，她不是故意來找碴的，而是這個問題困擾她太久了，她只是想要得到一個令她安心的治療跟診斷而已。

因此，碰到這樣的病人，我都會花時間，盡量說明這種癔球症的來龍去脈，並且再三保證，他們的喉嚨裡面是「絕對沒有」長腫瘤的，也就是教科書上說的免除心理上的疑惑或恐懼（psychological reassurance）。

我會建議病人，若是睡不好的，要把睡眠弄好；緊張過度的，則要他們放輕鬆；胃酸逆流的，先把胃治好。

最後，我會鼓勵病人多運動，如此，才可以徹底一次性解決喉嚨異物感的問題，避免造成病人在各個醫院之間四處流浪。有吃藥就舒服，沒吃藥，老毛病就來的惡性循環。

我用保證的語氣告訴她：「經過我再次仔細的檢查，不論是台灣人最常見的鼻咽癌，或者是你擔心的喉癌，真的都沒有在你的身上發生。」

「你不是為了安慰我，在騙我吧？」

「當然不是啊。」為了取信她，我又加了一句：「況且，你也不是喉癌的候選人。」「女性很少得到喉癌，都是抽菸、喝酒、吃檳榔的人，才容易得到。」「你的喉嚨很漂亮，不紅不腫，乾乾淨淨，絕對沒有長東西。」

「你放心啦。」我打算用這句話作為結尾，結束這場戰役，以便繼續看下一個病人。

「你這麼有把握？」「你誤診可是要賠我。」哇，顯然她還不想走。看來是要打延長賽了。

為了釜底抽薪，眼見為憑，我提出了一項建議。

「我幫你做喉嚨內視鏡檢查，讓你自己親眼看到，你的喉嚨裡面確實是沒有問題的。」

她立刻就答應了，因為她要的就是儀器的「檢查」。

這是我們醫病雙方得到的第一個，也是唯一的共識。

於是，我正面對著她的臉，用細細的軟式喉內視鏡，小心翼翼地從鼻孔，一路鑽到喉嚨。

一邊說明，一邊照相存證，告訴她，喉嚨裡面真的沒長東西。

「沒長東西，那就一定有痰。」她「眼見」，卻「不信」。

「我咳給你看。」她話一說完，立馬用力對著我咳了一下。

突然之間，我左眼只能看得見光，眼前的影像完全看不見了。

我趕快眨了一下眼睛，希望能夠看清楚。結果左眼的視力更差，而且眼皮張不太開，好像被什麼黏住了。

我過去曾有類似的經驗，就是眼睛裡面點了眼藥膏的那種感覺。

我轉身叫我的助理，幫我看一下，我的眼睛發生什麼事了。

「主任，你的黑眼珠上有一大塊白點。」我的助理吃驚地大叫。

「什麼白點？」我更吃驚地反問我的助理，同時努力地想把眼皮張開。

「那、那、那是病人的一口痰。」助理緊張地無法一口氣把話說完。

「痰？痰在我的眼睛裡面？」

「是的，報告主任。」助理怯怯地回答。

我的靈魂之窗，靈魂之窗。眼睛裡面黏黏的感覺，像極了眼藥膏。但是這個膏，竟然是病人的痰。

我馬上起身，把手洗乾淨。（其實這時候，我也不需要洗手了。因為這時我這還沒洗的雙手，也比這坨痰乾淨呀。）低頭把我的隱形眼鏡取下來。

那坨痰還緊緊地黏在我取下來的隱形眼鏡上面。

我努力地把臉洗乾淨，並用消毒劑清潔眼睛四周。

最後，我在清洗被痰黏上的隱形眼鏡鏡片時，安慰自己：「還好我有戴隱形眼鏡，病人的痰，並沒有直接黏在我的角膜上面。」「眼皮被沾到的部分，至少我都已經用清潔劑洗過了。」

等到我把鏡片消毒好了，準備再戴回左眼，就在鏡片即將接觸到眼睛的時候，我突然覺得我又看到那坨痰在鏡片上面。

雖然我明知，鏡片我洗得非常乾淨，消毒也非常徹底。

若我不把隱形眼鏡戴回去，我就只剩右眼能工作；若要戴嘛，就立刻會有那坨痰揮之不去的幻影。

我想使用隱形眼鏡的人都知道，我們不會多帶一副在身上，更不會是為了預期被痰沾上時，隨時替換，而去多準備一副隱形眼鏡。

經過天人交戰之後，我實在沒有勇氣再使用沾過痰的隱形眼鏡。

我還是把那片鏡片，連同痰的幻影，一起丟到垃圾桶裡，成為名副其實的「拋棄式」隱形眼鏡。

經過了這番折騰，我回到我的座位。

這位禍首竟然還在診療椅上，還要等待我的另一個保證。

「你是在喝水的時候或吞口水時，喉嚨會覺得卡卡的？還是在吞食物的時候，會覺得卡卡的？」我瞇著我的右眼，看著她。

「喝水、吞口水時才會。吃飯不會。」她很果斷地回答，一副不知她的一口痰，翻牆跨過我的眼瞼，勾搭上我隱形眼鏡的噁心事。

「癔球症與長瘤還有一個不同的地方，就是癔球症在喝水或者吞口水的時候，喉嚨會不舒服，而吃飯的時候好好的。」「長瘤的時候，剛好顛倒。喝水、吞口水的時候，喉嚨好好的，但是吃飯的時候，吞嚥會不舒服。」

我用盡最後的耐心與力氣，再次跟她保證。「所以你絕對沒有長——東——西。」

「叫下一位。」我不再縱容她一直待在門診裡了。

早知道就簡單告訴她是慢性咽喉炎，直接開幾天肌肉鬆弛劑，加上鎮靜劑給她，三十秒就可以解決這個病人。

///

我最討厭看門診的原因，就是我老是覺得，我需要一直在門診「撒謊」。

有許多的病人，其實得到的並不是真正需要吃藥的「病」。

你明知很多都是因為心理、睡眠、生活型態種種因素造成，卻還得若有其事的告訴病人：「喉嚨有點紅……」「扁桃腺稍大……」硬是要掰一個病名，才能讓病人滿意地回家。

這不是撒謊，什麼才是撒謊。

但對於某些病人，在門診實話實說，實在是又很困難。

最後，這位大媽，嘟噥著離開我的診間。

我雖然只剩下一隻眼，看得不是很清楚，但我卻可以聽得很清楚。

她說：「什麼名醫、御醫的？我家附近的每個醫師，一看就知道我是慢性咽喉炎。這個醫生連這麼簡單的病都看不出來，還叫什麼百大良醫……？」

該消失的三月二日

我看到一支啟動錄音模式的手機，放在我的診桌上……
我心裡開始有了接到法院傳票的準備。

耳鼻喉科醫師幾乎一輩子只跟三條神經作戰。

耳科醫師手術做得再爛，只要不傷到顏面神經就沒有大問題。

鼻科醫師最怕傷到視神經。試想病人因鼻子問題來求醫，手術後，鼻子雖然通了，眼睛卻瞎了，這真的無法跟病人解釋。

而喉科醫師手術後最怕傷到喉返神經，雖然它不像第十二對腦神經那麼重要，但是它傷到之後，病人馬上就講不出話來，法律糾紛就常跟著來了。

顏面神經傷到，會怎麼樣？

顏面神經是第七對的腦神經。它從腦幹出來，在中耳腔的走向有兩個轉彎，呈現一個乙狀，與聽小骨的位置交叉在一起。因此在做耳科手術時，常常碰到它忽左忽右的勾勾纏。

一旦它受傷了，眼睛會閉不起來，整個臉會垮下來，嘴會歪一邊，即「嘴歪眼斜」，甚至一直流口水。

顏面神經受傷的嚴重程度，以眼睛閉不閉得起來，當作分界點。

眼睛若是可以閉起來，就屬於輕度，可以自行回復。若是眼睛用力閉也閉不起來，則屬於重度，恢復的機會就比較渺茫。

當我正低頭忙著完成剛剛離開診間病人的病例時，鼻子聞到一股淡淡的Chloé香水味，眼睛餘光感覺到有個穿著合身白色短洋裝的妹妹，直接坐到診桌旁。

我心裡正在嘀咕，誰這麼沒禮貌，還沒叫到號碼，自己就走進來。

一抬頭看，眼前這個女孩，留著俏麗的短髮，其中幾縷挑染成金色，配上小小尖挺的鼻子。沒有塗口紅的薄薄嘴唇，在脂粉未施的白嫩臉龐襯托下，顯得異常紅潤。

「有什麼問題嗎？」她沒有回答，只是用她那漂亮的眼睛，望向她的媽媽。

「她的耳朵會流水。」她的媽媽幫忙回答。

「多久了？」

「很多年了。」

「那為什麼現在才要看呢？」她的媽媽用噘起的嘴，指了一下她女兒，「妮可，你自己告訴醫師。」

這時我才注意到這位媽媽，也是一個身材高䠷、五官細緻的美魔女，妮可完全得自她的遺傳。

「最近耳朵流出來的水變得有異味。朋友靠近一點，會聞到，自己覺得很丟臉。」妮可

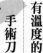

用她甜美的聲音，開了第一次的口。

她耳朵流水的原因很容易診斷。我檢查了一下就輕易地發現，她有左耳中耳炎及珍珠瘤（又稱膽脂瘤）。

由於已經拖了很多年，珍珠瘤已經破壞了妮可大部分的中耳骨頭。

「這個要開刀喔！」

「一定要開刀？」

「是的，否則最後瘤會侵犯到顱內。」

「會不會有疤？」

「當然會啊。只是疤很小，不到一公分。」

「我上網查過，說這種手術會有後遺症。」妮可顯然有先做過功課。

「你說的沒有錯。手術的後遺症是可能會讓你全聾，但我覺得最嚴重的後遺症是顏面神經麻痺。」

「發生的機會高嗎？」媽媽加入討論。

「我女兒是靠臉吃飯的。」

「我們當醫師的，一定要告訴你最壞的狀況。這種併發症不是一定會發生。」「在我手中，還沒有把病人的顏面神經剪斷過。」

這句話一說出口，我馬上在心裡咒罵我自己，都已經是戰場上的老鳥了，怎麼講話還這麼滿。

「是啊，就是這樣。我們經紀公司的張董才介紹我們過來找你開刀。」

「喔，張董介紹的？知道了，請轉告他，我會好好地處理的。」

「不過我還是想要強調，顏面神經縱使沒有做手術的情況下，也有可能會因不明的原因而麻痺喔。」

我希望為我自己剛剛的鐵齒發言，留下一點退路。

「不會啦，陳醫師，我們相信你啦。」

妮可的媽媽完全不留一點後路給我，把所有責任都堆到我肩膀上。

「可不可以在三月初就開刀？因為那段期間我們沒有通告。」
我查了一下我的手術排程，「那就三月二日好了。」
她們母女對望了一眼，「陳主任，可不可以晚一點？」妮可顯然不想在三月二日手術。
「不行耶！我其他時間都排滿手術了。」

///

伴隨著監視心跳呼吸的嘟嘟聲，我右手中的電鑽，逐漸把耳道的骨頭磨成粉，左手拿著抽吸管，同時把骨粉吸掉，將耳道逐漸擴大，直到進入乳突腔，找到珍珠瘤的底部。
雖然珍珠瘤是個禍首，但是在手術顯微鏡下，它散發著閃閃發亮的珍珠光澤，煞是好看。
接著，我把珍珠瘤剝離乳突腔。這個動作，就像在炒蛋時，準備把蛋翻面，用薄鍋鏟把蛋與鍋面分開的情形類似。雖然我沒炒過蛋，但我相信我會是個炒蛋高手，因為我的手術在這個步驟，一向做得很順利。
這種把珍珠瘤剝離耳室骨頭的過程，看著一顆「珍珠」慢慢地呈現在眼前，即將可以

「採收」，心中是非常享受的。

然而，快樂的事情總是不持久，由於珍珠瘤長得實在太大，竟然把包覆顏面神經的骨頭侵蝕掉，整條神經暴露在外。沒有骨頭的保護，且與珍珠瘤緊緊黏在一起。

我施展炒蛋的功夫，利用珍珠瘤與顏面神經間的小小縫隙，輕巧地把「顯微鍋鏟」插入其中，讓珍珠瘤一點一點地離開顏面神經。

在一切看似順利的當下，卻突然看到一條髮絲大小、不正常的紅色血管，從顏面神經深部，一路延伸到珍珠瘤上。

儘管我小心處理，但在剪斷這條血管後，這條不正常的血管，就在我透過手術顯微鏡注視之下，竟然一邊流著血，一邊像蚯蚓般，慢慢地縮回神經內部。

沒多久，一小段顏面神經因瘀血，由白色變成紅色。這只是在顯微鏡下觀察到的現象，實際上瘀血不到零點一公分。

等到所有的珍珠瘤拿乾淨之後，我特別觀察這個出血的地方，確定沒有再出血，我就把傷口關起來，手術順利完成。

第二天，我去病房看妮可。妮可的病床旁，圍繞著多位身材高䠷的美女，個個神色凝重。

妮可一見到我就哭起來：「我的臉歪了，沒法見人了，不能再當模特兒了。」「怎麼會呢？昨天手術完，我還去看過你，那時好好的呀。」

我很震驚。

妮可指著那群美女，繼續哭著說：「你問她們，她們都說我的臉歪了。」

「你把你的眼睛用力閉起來看看。」

妮可垂下眼簾，看她可以緊閉雙眼，我震驚的心情就立刻輕鬆放下，因為一定不嚴重，且可以恢復。

「那把你的嘴嘟一下，讓我看看？」

果然，在妮可嘟嘴時，真的有些微的不對稱。

「你這是屬於第一度，最輕微的顏面神經受損，是暫時性的。一定會好，不用操心。」

「真的會好嗎？」所有的美女們幾乎同時用懷疑的口吻問我。

我雖斬釘截鐵地回答「會」，但並沒有成功地止住妮可的哭泣。

隔週，妮可的爸媽垮著臉，陪同妮可複診時，氣氛憂愁。

我親自重播手術的全程錄影，證明妮可的神經真的沒有斷，只有一點點的瘀血。

「這只是暫時性神經受損。兩到六個月內，一定會好。」

但是顯然地，我已經失去了他們的信賴。

因為我看到一支啟動錄音模式的手機，放在我的診桌上。

雖然第一次門診時，「不會啦。陳醫師，我們相信你啊。」仍然清晰地縈繞在我的耳中。

又隔了一週，妮可自己又來門診。

「我不是要你一個月後再來複診就好嗎？怎麼現在就來了？」

「我覺得我的臉還是有一點歪。」

「你放心，神經的修復速度很慢。一個月大概只能修復零點一公分而已。」

「醫師，我不怪你。但你要跟我說實話，不要只想安慰我。」「真的會好嗎？」

我再一次的保證：「一定會。」

「醫師，你知道嗎？三月二日是我的生日。在生日的那天做手術，已經不是預期中的事，更沒有想到，會得到這樣一個不想要的禮物。」

真糟糕，這下子，她永遠會記得我了。

//

接下來，妮可消失了。

約好的時間，她都沒有回來看診。我心裡開始有了會接到法院傳票的準備。

七月一日，她突然回來門診看我。

我見到她的第一件事，就是請她嘟嘟嘴。

我發現她的顏面神經完全恢復正常。

「妮可，你怎麼都沒有回來複診呢？」

「我已經好了，為什麼要回來？」

我如釋重負地跟她說：「你看吧，我早就告訴你。你那個問題，神經自己一定會自我修補好的。」「我是不是一再地告訴你。」順便再暗示了一次我的醫學專業。

不料，妮可回答：「喔，不是。因為我——發願吃素。」

從事醫療這件工作，變數非常的多，不是你小心就可以避免，所以講話千萬不要太自滿，也不能太鐵齒。

開刀前，從病患家屬的眼神中，我可以清楚地感受到，他們渴望從我的嘴裡得到保證。

而我當然不能保證一定有好的手術結果。

我從心裡發出的保證是：「保證在手術的每一個步驟，我都小小心心地確實做。」

我把病人的手弄殘廢了

神經斷端已變成法院的審判庭，法官都已就座……
我已有面對司法的打算。

當年在北榮任職時，麻醉科規定在下午四點後就不可以再接全身麻醉的病人，所以我們都把普通刀排在前面，直到下午四點前，才接當天的最大手術，例如：全咽喉切除＋頸部淋巴根除術＋胸大肌皮瓣重建術……經常一週有五天，都要開刀開到第二天清晨才能結束。

由於開大刀都在大半夜，所以我們這些小咖開刀的機會就很多。我個人在臨床研究醫師（介於住院總醫師及主治醫師之間的階段）做完，就已開過五百例以上的頭頸癌手術。

在這些血裡來，血裡去的日子中，看過的場面無數，但最難忘的一例，卻是自己在擔任住院總醫師時親手造成的。

〃

那時，已是半夜兩點。

我帶著一位第二年住院醫師在開全喉切除術＋頸部淋巴根除術，主治醫師是蕭安穗醫師。隔壁房間是張學逸教授，帶著也是住院總醫師的楊境森醫師，在開另一台大刀。

就是一切太順利了，很快地，頸動脈、頸靜脈、膈神經等周遭組織被剝離到只剩下主體。我心裡正哼著輕快的歌，手正飛快地剪時，突然覺得奇怪，怎麼沒見到臂神經叢。

我回頭找，赫然發現有一條粗粗及略分叉的神經已被剪斷。

我大吃一驚，往前斜角肌及中斜角肌中間的間隙再剝離一些，發現有另一斷端。

當時，我真覺得頭暈目暗。

再仔細看，那神經斷端卻已變成法院的審判庭，法官都已就座。我再眨眨眼，才回到現實世界。

我趕緊把蕭醫師從研究室call回來。蕭醫師仔細檢查了一下，也直搖頭，跟我說：「咱們找神經外科來吧。」

蕭醫師親自打電話，請了神經外科的值班主治醫師來。值班主治醫師也確認是臂神經叢斷了。

我們請值班主治醫師盡人事，幫我們接回去。

結果，值班主治醫師雙手背在後面，不想惹這麻煩，硬是不肯上手術台。

沒辦法，蕭醫師就交代我推手術顯微鏡來，我們自己接。

當我正在接神經時，張教授下刀，過來看了看。

我想，我一定要被罵了。

結果張教授只是建議把神經的殘肢再分出來，長一點，以免吻合術有張力。之後，他就離開了。

這下，我更羞愧了。

出了這麼大的事，兩位老師竟然都沒罵我（當然不是因為我手上還握著刀子的關係）。

我心裡還真的希望他們罵我一下，我心裡反而比較舒坦。

等我把神經用七個零的細尼龍線接好後，隔壁的楊境森醫師剛好也縫合好教授病人的傷口，走過來我房間，問我：「老蕭發生了什麼事？」

我不解地回問：「老蕭發生什麼事？」

楊境森回說：「老蕭在教授還在開刀時，進來跟教授報告，他把你們病人的臂神經叢砍斷了。」

我那時候，套一句大陸人的用語，「心裡是激動的」。我的老師不僅沒罵我，還百分之百幫我扛起這個大責任。

從那一秒開始，「蕭大」已成為我的風範人物。

我告訴楊境森事實的經過，並也告訴他，我自己已有面對司法的打算，不能讓老蕭一個人背黑鍋。

楊境森也很夠意思地陪我一起，把尚未完成的部分一起開完後，才先離開。

待我把皮縫好後，下刀的第一件事——雖然剛天亮，我還是打電話把蕭大叫起來，告訴他，我最衷心的感激，並請他不必幫我背這個錯。

但蕭大回說：「這是應該的，不必言謝。主治醫師就是該負全責的人。住院醫師難免會犯錯，這犯錯也是學習的一個過程，只要你有盡力就好。」

這句話，我銘記在心。

回到更衣室，看到我櫃子上放了一瓶我最愛的可樂，而且是特意挑的「百事可樂」。可樂下面壓著一張紙條，是楊境森寫給我的：「我們一起努力，從此百事可樂。」

多麼窩心，替我戰敗的軀體，注入一股暖流。

在這個灰頭土臉的時刻，有這樣的友情支持，夫復何求。

當我心裡正在感嘆世界上人性的可貴、偉大時，開刀房卻傳來一陣騷動。

「病人的手會動了，病人的手會動了。」

所謂壞事傳千里。我砍斷臂神經叢的事，早已傳遍開刀房。當麻醉要催醒時，許多人都去幫忙。因此有人注意到病人的手會來拔管，發出了病人手會動的驚呼。

我衝過去看，病人的雙手真的都正常地在活動。

難道是我神經接得世界級的好，手馬上有功能？

當然不可能。

如果這麼多人都認為已經斷了的臂神經叢，並沒有斷。

那麼，我砍掉的是……？

我永遠不知道了。

我只知道老蕭及老楊對我的好。

飛舞的火鍋蝴蝶

院長指控我開不必要的刀，違反醫學倫理……

「上次的死亡病例討論會，有一位食道癌症末期，合併多處轉移的年輕女性，我查了一下病歷，」院長放下手中的公文，抬頭看著我。「在她過世的兩個月前，怎麼會有你耳鼻喉科開刀的紀錄？」

「而且主刀者是你？」院長的臉上滿滿的問號。

這下子嚴重了，院長是在指控我開不必要的刀，違反醫學倫理？

火鍋，我們大家都這樣叫她。三十四歲的她，留著很短的頭髮，配上略微消瘦的臉龐。她不是我們科的病人，但我不得不注意她。

因為她老是穿著寬鬆的病人服，罩在她可以當作衣架子的身上。自己推著點滴架，搭配爽朗的笑聲，在病房走廊飛奔，像蝴蝶似地到處飛舞，看到人就熱情地打招呼。

我就是在病房經過幾個照面，迎來幾個燦爛的招呼之後，知道她叫做火鍋，就這樣跟著叫了。

是不是她老是帶來歡樂，所以大家叫她火鍋？我就不得而知了。

只是很好奇，是哪個人給她取了這麼不相稱的綽號。因為她長得非常像混血兒，尤其是鼻子與眼睛，與西方人沒什麼兩樣。

除了她為什麼叫火鍋，讓我覺得好奇之外，還有另外一個讓我好奇之處，那就是她看起來明明就是一個ＯＬ上班族，怎麼有那麼長的時間，可以一直住在醫院呢？

因為從第一次她從我身邊飛奔而過，到現在至少超過兩個月了。

「主任，過來，過來。」病房的護理師琳琳，看到我路過，趕緊叫我。「這裡有好康的。你真會選時間來查房。」

「主任，這是我們米總叫我特別去買的排隊吐司，你也有一份。」一位我從來沒有見過的ＯＬ，把一包白吐司送到我手上。「這個可是要排隊很久才買得到喔。」

「什麼？米總？」這吐司我吃過，不是很好奇，但「誰是米總」？

「哎呀，主任，米總就是火鍋呀！」琳琳很驚訝地說。「你到現在還不知道喔。」

「什麼，你們叫我們米總……火鍋？」這位ＯＬ比護理師更驚訝。

她那一副不可置信的表情，表明你們好大膽，怎麼可以這樣叫我老闆。

「你們公司是做什麼的？」

「我們是專門做重機維護服務的。」

「米總愛騎重機？」我一邊問，一邊心裡想，就像「火鍋」跟「米總」不搭一樣，她的嗜好還真跟她的外型差很遠。

「不是啦，重機是指重型機械，像怪手、吊車、起重機等等。」ＯＬ回答。

「我看過病歷記載，你們總經理是出生於公務員家庭，所以她是繼承夫家的事業嗎？」原來好奇心不是只有我一個人有，這次換琳琳護理師在問。「怎麼會去做這個像是黑手的事情呢？」

「不是喔，我們老闆是先創業，成功之後才結婚的。」「我在公司這麼久了，從來沒有看過她的先生，今天可是我第一次見到，好帥呀。」ＯＬ有一點小興奮。「他現在就在病房裡，探視我們老闆。」

「我照顧火鍋兩個月來，從來沒有看過她的老公。」琳琳也被撩得有一點小興奮。

「主任，我們一起去跟火鍋說謝謝，順便看一下她老公嘛。」顯然說謝謝是假，看帥哥才是真。

火鍋看到我們進來，坐在病床上的她，雙手在空中，向著我們奮力地揮舞著。手臂上打著針的點滴線，不時撞擊著點滴架，發出叮叮的聲音。

「主任，你們來啦。」露出紅唇下整齊又潔白的牙齒，很興奮地招呼我們。

「我們主任是特別來謝謝你的。」護理師說。

我注意到她的眼神，是瞄向了火鍋的老公。

「小東西，我覺得很好吃，想跟大家分享，不要見笑了。」雖然外面天氣不好，但是火鍋的表情卻是充滿了陽光。

「來來來，我跟你們介紹一下，這是我老公。」火鍋講得有一點得意的樣子。

「主任，你好，我是Douglas。叫我Doug就好。」Doug從沙發站起來，伸出右手跟我握手，但是並沒有要跟我交換名片的意思。

「好高呀。」兩個小女生在旁邊驚呼。

Doug一頭梳理整齊的頭髮，濃密的眉毛，擁有象徵有錢的鼻頭，穿著質地上等的白襯衫，袖子捲到靠近手肘，配上燙得線條分明的西裝褲，看起來氣場十足，不用問也知道是一位成功的企業家。

「還有還有，這位是我的小妹妹。」火鍋拉著妹妹的手，向我們熱情地介紹。

「我叫Casey。」凱西側坐在火鍋的床沿，長髮披肩，穿著黑色窄裙，蹬著長筒馬靴。

「你們好。」語氣超冷、超敷衍。不僅頭沒抬起來，還把手從火鍋的手中縮回去。擺明不想握手，超跩的。

場面有一點尷尬，琳琳趕快說：「沒想到米總還有一個這麼漂亮的妹妹啊！」

「是呀，我們這個妹妹是最漂亮的。」火鍋用讚美的眼神，看著Casey說。

「那我們還有其他的病人要忙，你們慢慢聊。我們先走。」我帶頭走出病房。

「好羨慕火鍋呀，老公高富帥，他們是這麼的登對。」琳琳有一點嫉妒的下結論。

根據琳琳的說法，火鍋是因為食道癌，手術切除了腫瘤，並用大腸做過重建。由於不是早期發現，又加做了電療及化療。

不幸的是，手術不到半年，就因為局部復發，住到醫院來。

這就是為什麼她這兩個月，一直在病房出現的關係。

「這樣看起來不太樂觀喔，怎麼她還這麼陽光？」我問琳琳。「火鍋不知道自己的情形很嚴重嗎？」

「她一定知道，但她應該是一個生命鬥士吧。」琳琳的語氣有一點點的不敢肯定。「我看她電療、化療兩個月來，這麼痛苦的過程，從來也沒有吭過一聲。」

這時，我腦海裡浮現出的是，她那短髮俏麗、陽光笑容的模樣。

唯一可以跟她的狀況連結的是，她那漸漸消瘦的臉龐。

//

「主任，你出國的時候，有一個指定會診，已經超過時間了，要趕快去看。」一回國，總醫師馬上給我一個溫馨的提醒。

我看了一下會診單，病人姓名「米ＸＸ」。

「這個不是火鍋嗎？」看到姓，我就開始起疑問。「怎麼還沒有出院？」會診單上殘酷地寫著，這兩三個月來的電療、化療，完全沒有效果。腫瘤不僅在胸腔內繼續蔓延，而且頸部的淋巴結也已經轉移。火鍋的生命已經沒有希望了，開刀、化療等等都是枉然的。

「關於米小姐，你為什麼要會診我？」我問火鍋的主治醫師。

「她要求要開刀。」主治醫師很無奈地回答，「是強烈的要求喔。」又補充了一句。

「開什麼刀？」我不了解。「要開刀也是胸腔外科的事啊，難道你沒有跟她說開刀沒有意義了嗎？」

「當然說了啊，但是她怎麼也不放棄。」

「那為什麼要會診我？」

「因為她說她要把頸部的淋巴結拿掉。」

「什麼？她要開脖子？」我更震驚了。

她的問題是食道，不是我們耳鼻喉科的問題。

「我全部解釋過了，我沒辦法。你自己去問她。」

電話被掛斷了，我直接去火鍋的病房。

一樣的夕陽，直接透入窗戶，照在火鍋笑盈盈的臉上。

「嗨嗨，主任，你回國啦。」

火鍋什麼都沒變，只是臉形更清瘦些。

態度是一樣的熱情，一樣的陽光，但從她的笑容中，可以看到一股硬硬的倔強。

「火鍋，我們開門見山，有話直說，可以嗎？」

我當著她的面，把手機關機，代表我是以很嚴肅的態度，要跟她溝通。

「嗯嗯，ＯＫ呀。」她還是笑笑地。

「脖子的淋巴結是標，食道的問題才是本。」「你要切除脖子的淋巴結，是一個所謂鋸劍法的治療方式。」「這是白白受苦的，沒有意義。」

「我懂，但是女孩子們總是愛漂亮、愛乾淨。這一點，你們男生不懂啦。」

她竟然一點都不恐懼，還有一點撒嬌地跟我說。

「主任，你看，」火鍋掀開她的衣領，「這些壞壞的淋巴結，若是爛出來了，多麼難看，味道也多麼地難聞。」

火鍋說的是沒錯，這個的確會發生。

「但……」

我還沒有講完，火鍋立刻插嘴，態度突然強硬起來。「沒有什麼但是。主任，我跟你保證，我的求生意志比誰都堅強，只要有那麼一點點的機會，我都會把握。」

「要期待奇蹟的方式，也有好幾種，不一定非得手術不可。」我覺得我還滿殘酷的。

「可以試試中藥、氣功，或是其他偏方。」「手術反而是最痛苦的一種方式。」

「就算是我的最後請求，請主任幫我這個忙，把脖子的淋巴結清掉。」米總放軟音調，

「要爛就讓它爛在我身體裡面，不要爛在外頭，讓外人看得到，聞得到。」她還是很重視形象的。

//

對於她這個要求，我一時之間無法反駁。

於是我換一個方式。「這麼重大的事情，我希望你先跟你的家人商量一下，取得共識之後，我再來跟你討論。」

使出一招緩兵之計，希望時間可以讓她改變心意。

「我自己可以決定一切，不需要跟家人商量。」火鍋真的是個女強人。

「至少你可以先跟你老公商量一下呀。」我的回答，多麼的合情合理。

「老公？」火鍋突然青筋暴露。「老公？」尖聲對著我高吼起來：「陳醫師，你在說誰？你在說什麼？你再說一遍？」

我嚇一大跳，突然結巴起來，「我我我……說先跟你老——」

「那個吃軟飯的傢伙，從結婚之後，就沒有做過一天的事情，沒上過一天的班。」她氣瘋了，就像其他的正宮夫人一樣。「只會用我的錢，在外面拈花惹草，他能幫我什麼事情？」

「我第一次住院的時候，他就把外面的女人帶回家住了。」火鍋崩潰了。「我出院回家，那個女人竟然毫不避諱地，繼續住著。」

火鍋用盡力氣地哭訴著，說那女人的態度就是「反正你快走了，我只是提早來接收而已」。

「我不想死，我不能死，我不願死啊，主任。」她的雙手不斷地捶著病床。「我要參加我女兒的畢業典禮。」「我要參加，主任，我一定要參加……」

絕望的哭聲，砰砰砰的捶床聲，夾著點滴線不時撞擊著點滴架的叮叮聲。

這一幕，我從來沒看過，因此我說不出什麼話來，全部哽在喉嚨。

唯一能做的就是靜靜地等她平靜下來。

看到火蝸這隻蝴蝶不再飛舞之前，我真還以為我已經看盡人間悲喜劇了。

風暴過去了，看到火鍋哭花了臉，不免同仇敵愾起來。

想到這個女生這麼可惡，「哼，這女的……」糟糕，哪壺不開提哪壺。我怎麼可以脫口而出，可是已經吞不回去了，會不會火上加油？

「那個女的，你看過啊，主任。」火鍋的情緒恢復不少，並沒有想像中再崩潰一次。

「我看過？？？」

「就是那個坐在我床沿的Casey啊！」
「坐在床沿的人通常是最親密的人呀。怎麼會是她在坐？」
我想起來了，是Casey坐在床沿沒錯。火鍋的老公是坐在沙發上。
「因為在你們進來之前，她要我把銀行的帳號、印鑑全部交出來。我們起了爭執，怕你們聽到，所以Casey就坐到我床沿。」
火鍋已經沒有什麼火氣了。
「造成你們誤會，抱歉，抱歉。」
「奇怪，你道什麼歉？」我心裡面想。
「我還以為她是你妹妹呢。」我說。「看你們兩個當天的相處，還滿熱絡的。」
「我這樣做，是希望將來Casey能夠善待我的女兒。」理智的米總又出現了。「超前部署嘛，超前部署！」
虧她還輕鬆地說得出來。
「要爛就讓它爛在我身體裡面，不要爛在外頭，讓外人看得到、聞得到。這樣我才能美美香香的去參加我女兒的畢業典禮。主任，要幫我開刀齁！」

她認真地瞪著我，重申了一次她的訴求。

「所以，院長，我也不知道這個刀開得對，或不對……」

輯二

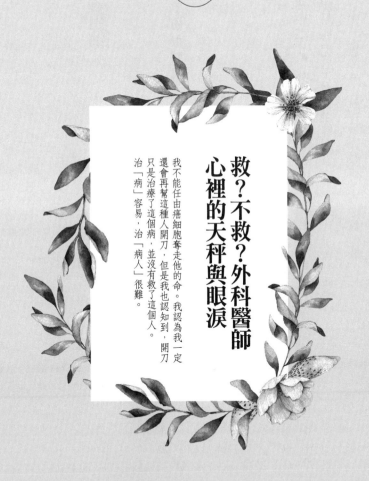

救？不救？外科醫師心裡的天秤與眼淚

我不能任由癌細胞奪走他的命。我認為我一定還會再幫這種人開刀，但是我也認知到，開刀只是治療了這個病，並沒有救了這個人。治「病」容易，治「病人」很難。

救人的濫醫師

「你以為你做手術很厲害，是不是？」

「我們恨你！」

「醫生，你不要救他。」

「醫生，你假如幫他治療，你就是壞人。」

「醫生，你又不差一個病人。就算做點好事，不要幫他開刀。」

我看著一臉無辜，坐在我擠滿了人的診間的這個男人。

他頂著一頭凌亂的捲髮，身材瘦小，穿著早該送洗的衣服，用一種求助的眼神，跟我靜靜的對望著。

我們兩個人坐著，都沒講話，反而是站在周遭的人，各自發表意見。

雖然是七嘴八舌，但看法卻是一致，就是——不要醫他。

他是一個得到第四期下咽癌的病人。

而擠進我診間的其他人，沒有一個是他的家人，全部都是在診間外的鄰居。

鄰居們發現他來看病，不顧病人的隱私，他們全部都擠進來，強烈表達他們的主張。

//

下咽癌常常發生在抽菸、喝酒、吃檳榔的人身上，算是喉癌裡，比較不容易早期發現，但卻容易淋巴腺轉移的一種癌症。

由於發現時都比較晚期，死亡率會比一般的喉癌高很多。

「他的病情很嚴重，一定要住院、開刀治療。」

「醫生，你不要理他。他常常路倒，睡在街頭。」

「做醫生的，縱使在戰場上碰到敵人受傷，也要醫治他。更何況，他只是路倒。」我回答。

「醫生，我們比你認識他。」

「醫生，你不懂啦。」

「醫生，你不要做濫好人。」

由於腫瘤已經侵犯到食道，所以在手術中，我們必須先打開肚子，在食道與胃交接處，把食道切斷，並在食道的斷端，綁上長長的線，再把喉嚨，連同食道一起從頸部拖出來，全部切除。

這時，之前在食道上綁的線，一端被拉出頸部，另一端還留在肚子，而線的中間這段，就留在食道被移除後，遺留下來的管道空隙中。

再來，就是把胃分離出來，捲成一個像食道一樣，直直的管狀。

把留在肚子裡的線，綁在由胃做成的管子端，像拉地下纜線般地，將長線慢慢地從頸部抽出來，讓「胃管子」隨著長線，經由原本是食道所在的空隙，從頸部被拉出來。這時候的胃，「身兼母職」，既是胃，又兼任食道。

我們將「胃管子」與剩下來的喉嚨縫合，氣管造口做好後，手術順利完成。

一年很快就過去，那位第四期下咽癌的病人，也就是加弟，他都按照時間，乖乖地回來複診。

加弟的捲髮不再凌亂，衣服也乾淨、整齊。

整體療程非常成功，讓我好不得意。

//

「你以為你做手術很厲害，是不是？」

「我們一點都不感激你。」

「我們恨你！」又再哭著補上一句「好恨你！」

好不容易結束了今天的門診，正想好好地休息一下。不料突然闖進一對母女，劈頭就罵得我莫名其妙。

細問之下，才知道原來他們是加弟的太太與女兒。

但從加弟住院手術到現在，一年多來，我從來就沒有見過加弟的家人。

從她們的口中，我才知道在我面前一臉無辜且聽話的加弟，竟是一個動不動就出手打人的家暴狂。

加弟開刀前，經常醉倒街頭。但加弟睡在路邊的那一段時光，卻反而是加弟家裡最寧靜、最安全的一刻。

附近的鄰居們都非常同情加弟的妻子和女兒。看加弟睡在路邊，也都不報警，希望他早點醉死，讓這個家庭能夠解脫。現在加弟身體好了，又開始對家人施展他的拳腳。

這時，我才明白當初為什麼他們要阻止我治療加弟的原委。

加弟的妻子和女兒要求我，至少白天不能讓加弟到她們的小吃店搗蛋，否則她們連生活都會有問題。

我說，我除了幫忙安排社工以及精神科醫師參與加弟的治療之外，我無法干涉加弟的生活。

「你可以的。」加弟那個長得楚楚動人的女兒說。「我爸爸只有要到醫院看你的時候，行為才會正常。」「而且孽是你自己造的。」

好吧，自己造孽，自己擔。那麼，我可以用什麼理由，讓加弟每天到醫院報到呢？天天來看病？健保一定會刪，不可行。打掃醫院環境？加弟會溜出去，也不可行。只有把他留在我的診間，我才能夠監控他，讓他溜不掉。可是加弟又沒有受過醫學教育，加弟留在診間裡，能夠做些什麼，又不會打擾到我們正常的醫療流程呢？

我想到一個好辦法，就是讓他清洗耳鼻喉科的器械。

我交代門診護理師，把所有耳鼻喉科門診使用過的器械，全部交給加弟清洗後，再送去消毒。

這樣，我可以讓加弟忙不完。小吃店可以安心營運，門診小姐也樂得輕鬆，不用再加班洗器械，皆大歡喜。

這妙招很管用，加弟的妻子和女兒非常滿意，甚至加弟的午飯，都是由她們小吃店送餐，不需要我來張羅。

但是幾個月後，加弟開始做膩了。

加弟看到我禮拜天都來醫院做動物實驗，他主動要求參與。加弟的頭腦其實是很聰明的，他無論做什麼事情都可以很快上手。

架設顯微鏡，連上二氧化碳雷射，清除大白鼠的耳毛，加弟做得樣樣到位，讓我的實驗進行得非常順利。

因此，當我的正牌研究助理請長假時，我毫不考慮地就叫加弟暫代。

沒有想到的是，這竟然是另外一個造孽的開始。

我們的動物是養在地下室四層，加弟在那裡，已經不在我的視線範圍內了。

在我面前，加弟除了請假的次數愈來愈多之外，他的表現還算中規中距，實驗也都正常進行著。

更重要的是，他的家人也都沒有消息。所謂沒消息就是好消息。

直到有一天，加弟的里長氣急敗壞地來找我，提到他們的大樓裡，到處都是不怕人的大白鼠。大白鼠四處亂竄，嚇死那些怕老鼠的住戶們。

原來加弟在地下室，認識了一些其他也愛喝酒的朋友。禁不起誘惑，加弟又開始喝酒了。

為了不讓我知道，加弟就把老鼠偷偷帶回家養。但老鼠的繁殖速度快，籠子關不了，加弟又喝茫，就讓老鼠在家裡亂跑。

加弟的妻子、女兒因前一陣子安心經營小吃店，攢了一些錢，早搬出去住了。

我隨里長到加弟家裡。只見大門沒關，老鼠當然可以進進出出，稱作鼠患，一點也不過分。

再走進去，就看見幾個由一箱一箱的酒所疊成的床，而加弟及他的酒友們就躺在這些

「酒箱床」上呼呼大睡。

看到這裡，我心都涼了……

下次，我再碰到這樣的情形，我要不要聽從大家的勸告，不要醫療，讓他走呢？

我想，我不可能任由癌細胞奪走他的命。

我認為我一定還會再幫這種人開刀。但是，我也認知到，開刀只是治療了這個病，並沒有救了這個人。

治「病」容易，治「病人」很難。

這又讓我想起另一個找我開耳朵的病人。病人抱怨她開刀後，天天失眠。

因為以前耳朵不好，聽不到她老公打呼。

現在耳朵開刀好了，聽到鼾聲這麼大聲，太吵，睡不著……

「人」真的很難醫喔。

潑硫酸的標哥

「你敢騙我，我的老大會讓你們醫院沒辦法開門。」

他一手把桌上整疊的病歷推倒，又一腳把診間的椅子踢飛。

在寫聽力殘障診斷證明時，我想起了一個人——標哥。

留著多年不變五分頭的標哥，從他不修邊幅的外表、黑黑的皮膚，擁有不是大大的眼睛，而是大大的眼袋，再加上領口骯髒，嘴角沾滿檳榔汁，以及永遠積滿綠色菜渣的牙齒，就可以知道他有多麼不在乎別人怎麼看他了。

當然，標哥也不會管別人等了多久，只要他到了門診，就會自己打開門闖進來，大聲嚷嚷要先看病。

標哥的心中，從來就沒有「排隊」這個動詞。

標哥為什麼總是大聲嚷嚷？原因是一個小小的祕密，他有輕度的重聽。聽力有問題的人，因為他們會以為別人也聽不到，所以講話都會比較大聲。

標哥也因為有重聽，而領有輕度的殘障證明卡。

//

「主任，這位病人的殘障卡已到期。可是以內政部新公布的標準，他是不符合拿到殘障證明的。你要注意一下喔。」

我的聽力師拿著一份剛剛檢查好的聽力報告，走進來門診跟我說。

「好，請標哥進來……」

我話還沒說完，標哥自己就闖進來了。

「主任，主任，診斷書趕快幫我開一開，我急著要走。外面的兄弟還等著我去喝酒呢。」標哥用他一貫的流氓口氣跟我說。

「標哥，不好意思，今天的檢查不符合開診斷書的條件耶。」

「蝦咪？」他大吼一聲，同時一拳重重地敲在我的桌上。

「這這這是……」我嚇一跳。「這是因為政府財政困難，調高了申請補助的資格，所以你現在已經不能符合申請殘障證明的條件了。」

「#$¥……」標哥三字經出口。

「主任，你想找我麻煩，是不是？」「怎麼以前可以，現在不可以？」「你趕快給我開一開。」

「標哥，這真的是新規定。」我本來還想再解釋。可是抬頭一看，發現他眼睛睜得大大圓圓的，臉上青筋暴露，一副已經要爆炸的樣子。

我馬上轉念，事緩則圓。

「不然，下個月，再幫你做一次檢查，看看那時候的結果再說。」我心裡希望他那時候就忘了這件事。

「你說的吼。到時候，你一定要開診斷書給我。」

標哥說完，逕自轉頭，急著去喝酒，走了。

完全沒有理會我所講的「要看那時候的結果再說」……

//

「我要來拿我的診斷書。」一個月後，滿身酒氣的標哥，突然搖搖晃晃地闖進我的門診。

喝醉了的標哥，在診間大吵大鬧。表示非拿到診斷書，不罷休。

我們通報了警衛室與院長室。最後爛醉的標哥被警察帶到派出所。

我鬆了一口氣，以為又過了一關。

兩天之後，我在看門診。砰地一聲，門被踹開。標哥興師問罪來了。

「陳主任，你叫我一個月後來拿診斷書。我按照你說的時間來，你卻把我送到警察局，你活得不耐煩了？」

說著，標哥隨手舉起一支滅火器，作勢往下砸。

我怕標哥傷到診間裡已經嚇傻了的看診病人及醫護小姐。「標哥，不要這樣子。我會幫你解決你的問題。」

我趕快使出緩兵之計，先讓他冷靜一點。「你先去做檢查。我會馬上請示醫院，看該怎麼處理。」

趁標哥去做檢查的時候，我趕快打電話給行政長官，告訴他們，有這件事情。

「光超，你絕對不可以開診斷書給他，否則，你就是偽造文書。你自己要負責。」

「可是今天不開給他，他一定會打人，會把我們診間砸爛。」

「你就是不可以開，偽造文書可是刑事罪。你若開了不實的診斷書，你就要負刑責。」

「可是，他就在我們診間外面啊。」

「你就想辦法讓他離開啊，但是不准開診斷書給他。」

「那萬一他又再回來，怎麼辦？不是更糟糕嗎？」

「不會，若是他要回來，我會下令，不准讓他掛號。」

「那萬一他直接跑來門診找我，怎麼辦？」

「不會啦，不會有那麼盧的病人啦。」

「切記，不准開診斷書給他。」長官說完，就把電話掛了。

我知道今天不開診斷書給他不行，所以我只好照實寫明標哥的聽力損失為五十八分貝（六十分貝以上的聽損，大概就可以符合殘障最低標準）。至於給不給通過，就看社會局的審查結果了。

「你不要糊弄我喔。」標哥指著我說。

「標哥，我們都是按照規定來做。發不發殘障卡是社會局的權責。」「我診斷書不是寫給你了嗎？其他的，你要去跟社會局說啊。」

我想盡辦法打發他，希望讓他趕快離開，從此就「識大體」地不再回來。

「我的老大可是赫赫有名的ＸＸＸ。」「你敢騙我，我的老大會讓你們醫院沒辦法開門。」「＃＊＆％￥……」標哥說了一連串的狠話，可是我沒法聽清楚。

這時候，我才發現有一個很大塊暗紅色的檳榔，在他嘴巴裡，肆無忌憚地翻滾著，礙到他講話。

目送標哥大搖大擺地離開後，我趕快打電話給醫院公關，詢問是否真的有標哥口中的這位幫派大哥。

答案竟然是真有其人，而且醫院還有他的電話。我拿起電話就打。

「是的，標仔曾經是跟我的小弟。」幫派大哥回答。

我把事情原委向他說明，請他幫個忙，管束一下他的小弟。

「幫忙管一下？」「這個我沒有辦法。我剛剛說過，他只是曾經當過我的小弟，現在已經不是了。」

「標仔，這個人囂哮（台語：瘋癲）。講不聽，到處惹事，胡亂來。他就是因為不守幫規，才被我趕出去，你最好離他遠一點。」

接下來，他說了一句讓我驚恐不已的話。

幫——派——大——哥說：「他還會亂潑人硫酸！」

天啊，他還會亂潑硫酸。我不敢想像我被潑硫酸會怎樣。

我趕快打電話給我的長官，報告有這個情況。

長官倒是很鎮靜，他說：「光超，你放心，我會派警衛在你的診間門口站崗保護，並且跟派出所備案，請他們加強巡邏。」

「可是萬一他混進來，向我潑硫酸，怎麼辦？」

「唉呀！這是他嚇嚇你的啦，不會發生這種事情的啦。」「難道為了他，你門診就要關了嗎？」

「我不想冒著被潑硫酸的危險。我還是把診斷書開給他好了。」

「絕對不可以，你要當一個有原則的醫師。」長官回答得─超─級─輕─鬆。

///

接下來兩個禮拜的門診，相安無事。

只是在看每個病人之前，我都得先回答他們的問題：「為什麼你的門口會有警衛站著，

「倩倩，今天警衛去哪了？」我問我的門診小姐。因為我進來的時候沒有看到站崗的警衛。

「是總統要來嗎？」

「不知道耶，我也沒看到。我打電話去問問。」

「主任，他們說兩個禮拜過去，都沒什麼事情，應該不會有事了。他們不來了。」

「什麼，才兩個禮拜，就撤退了，未免也太小看對方的耐性了吧。」

我們的門診都是定時、定點，外人很容易找到我們。何況敵暗我明，警衛簡直不把我的安全放在眼裡。

我心裡雖然害怕，但掛號的病人已經那麼多，又不能臨時停診。

我只好硬著頭皮，冒險繼續看下去。

當我正為一位從澳洲應聘來台的游泳教練看診時，標哥，噢，不對，是——硫酸哥，突然現身闖進來。

標哥手上握著不知道裡頭裝著什麼東西的酒瓶，來勢洶洶，滿嘴幹譙的話。

「$@#&¥$，你為什麼不讓林杯（台語：你老子）掛號？」「你心虛了嗎？」

「我，我沒有不讓你掛號。」

我用顫抖的聲音，支支吾吾地回答。我的背脊不受控制地涼了起來。

我的喉嚨突然覺得很乾，想吞口水，卻又吞不下去。

我真的嚇壞了。

「你開什麼診斷書？」「社會局不給我殘障手冊。」標哥拒絕坐下，以隨時可以發動攻擊的姿勢站著，惡狠狠地說著。

「我，我，上，上次不是跟你說過，我在診斷書上，已經記錄你有五十八分貝的聽力損失，是社會局在決定發不發給你殘障卡呀。」「我在上面確實寫了你有聽力損失。」

我想辦法跟他拗，也祈求警衛趕快到來。

「林杯在社會局混了這麼久。你還在唬爛我！」「社會局的小姐說，不是她不給，是醫師沒有勾註符合殘障手冊發放標準。」

好一個社會局的小姐，一定也是被這個硫酸哥給嚇到，就把核准與否的責任，全推到我的身上。

「上次把我送到警察局，我還沒找你們醫院算帳。」硫酸哥的新仇舊恨全被激起來了。硫酸哥一手把桌上整疊的病歷推倒，散落一地，又一腳把診間的椅子踢飛。

我聽到我的門診小姐尖叫聲，才發現她早就嚇得縮在角落裡，根本就沒有打電話叫警衛。

「標哥，標哥，你不要衝動。」「診斷書這個事情，我們可以處理好，不要不小心讓其他的病人受傷了。」「診間裡面的事情，是由我醫師負責。」「不要把小姐嚇壞了。」

我勉強鼓起勇氣，告訴他有事要找我，不要傷到無辜。

「標哥，你的診斷書呢？」「可不可以拿給我？」

同時，我拿起電話打給我的長官。「上次我跟您報告的那位，要開診斷書的病人，現在來到我診間了。」我的原意是要讓他知道我有危險，請他趕快派警衛過來。

不料，他劈頭就回答：「你還是不可以開不實的診斷書給他。」

這時，砰的一聲，硫酸哥重重地把他的酒瓶像蓋大印章似地放到桌上，一把搶走我的話筒，丟在桌上。

「你不用再打電話了，你現在就給我寫上『符合殘障手冊的標準』這幾個字。」他指著我桌上的那份診斷書說。

好漢不吃眼前虧，我不管了。這樣下去也不是辦法，我為什麼為了一份診斷書，讓自己永無止境地身陷險境。

當標哥滿意地拿著他的診斷書轉身離開後，診間突然安靜下來。安靜到可以聽到，被他摔在桌上的電話筒，還在傳出「你不可以亂開診斷書給他，否則……」的指令。

這時，這位高大的澳洲人站起身子，我才猛然發覺他一直蹲在標哥的後面。他跟我說，他聽不懂我們在說些什麼。但是他知道，情況很危險。他眼前的這個人隨時會動粗，所以他蹲到他的後面預備。萬一確定他要打我了，他會跳起來，從後頭把他抱住，以確保我的安全。

我的天啊，一向都是醫師在救病人的，沒想到今天是病人想要救我。真是奇特的一天。

故事結束。還好這件事情沒有造成任何人的傷害，但是還有一個令人吐血的小插曲。

///

當我在看門診，突然間「陳主任」，有人擅自開門叫我。

我抬頭一看，是標哥。

我馬上站起來想逃，因為餘悸猶存。沒想到標哥以「算是禮貌」的微笑跟我說：「陳主任，我特地要來跟你說謝謝的。」

「喔……」我立刻停止了逃跑的動作。

「你拿到殘障手冊了？」

他笑著，點點頭。

「你不用為了拿到殘障卡而回來謝謝我呀。你不需要這麼麻煩，不用這麼客氣啦。」

我嘴巴雖然這麼說，其實心裡是希望他，永遠不要再回來。

「不是啦，不是啦！」「昨天我開車，碰到警察臨檢。」「你知道我是有案底的，可是我把殘障卡拿出來揮一揮，警察就讓我過了。」

「你給我的這個pass，真是好好用啊。謝謝你喔！」

●

●

#€£¥$@&，此時，我只能把由他嘴裡學到的那些幹譙話，在心裡，對他一遍又一遍地罵回去。

咖啡色盔甲的它？他？她？

怎麼可能沒有不舒服，
超過百分之九十的身體都已經被燒焦了！

「紅色９９９呼叫！」「紅色９９９呼叫！」「紅色９９９呼叫！」這是代表即將有大量傷患送到急診的代號。

所有的人，都要到急診室集合。

雖然已經過了下班時間，我們還是馬上放下手邊的事情，趕到急診室。

一到急診室的大廳，許多同事都已經到了，人聲鼎沸。

急診室的金主任，耳朵掛著小蜜蜂，企圖利用腰部掛著的擴音器，壓過鬧哄哄的雜音，進行任務分配。

「內科醫師在A區，外科醫師在B區，神經外科及心臟科往前面排……」

「這次又是怎麼一回事？」排在我前面的老楊問。

「我不知道。你比我還早到啊。」

抬頭看一下電視畫面，也還沒有任何快報出現。

//

若是重大車禍，通常都是重傷的會先送過來，由天天處理生死的心臟科及神經外科先接手搶救。電光石火，分秒必爭，奪回傷患呼吸心跳。

我們排在後面的，通常就是處理普通外傷而已。

現在雖然狀況不明，我倒不是那麼緊張，但心中還是有點忐忑，因為待會兒要面對的情況，不會是我們熟悉的耳鼻喉問題。

工作分派完畢，金主任走出急診室。急診室陷入一片面對未知的詭異寧靜當中。

「伊—喔—伊—喔……」遠遠傳來一部救護車的鳴笛聲。

「來了，來了。」大家不由自主地往前進。

救護車關掉警笛，停在急診門口。只見金主任隨著擔架進來，揮手叫大家後退。

「這是心肌梗塞的病人，趕快送到內科急診。」

「從無線電得知，這次是發生了大樓大火。」

「預估會有很多燒燙傷及嗆傷的病人，胸腔科的醫師也請往前。」金主任透過小蜜蜂傳達訊息。

「伊—喔—伊—喔」「啾啾—啾啾—啾啾」「喔喔喔喔—」交雜著各式不同的警笛聲，紛紛從遠而近的響起，愈來愈大聲，這次一定是真的來了。

我因為排在比較後面，不自禁地踮起腳，伸長脖子往前看。就在救護車的鳴笛聲，以及警衛的哨音此起彼落當中，第一位傷者被推進來了。

傷者蓬頭垢面，沒有意識。

「1號，送A區。」金主任快速下達指令。

在這種大量傷患的情況下，急診人員沒有時間問姓名，都是用編號代替傷患身分。

我猜主任是看這病患沒有明顯燒傷，所以下令送A區。

「2號，A區。」「3號，A區。」前面幾位都是較早被救出的，沒有明顯燒傷。

「7號，B區。8號，A區。9號……」隨著密集交錯的警笛聲，真正大量的病患，現在才湧入急診室。

金主任的發令也愈來愈快速。

這時送來的傷者，能自行逃出火場的輕傷者。有的穿睡衣，有的打赤膊，有的是光腳的。

從其中某些人甚至只穿著一隻鞋，就可以想像……

至於那些躺在擔架上的，臉上盡是痛苦的表情。露出來的牙齒，在跟被黑煙燻黑的臉對比之下，顯得特別的白皙。

衣服則因部分著火而殘破不全，可以用「蓬頭垢面、衣衫襤褸」來描述傷患的外表。

隨著救護車警笛聲漸漸沉寂下來，送來急診的傷患，也漸漸地減少了，有一搭沒一搭的。

排在我前面的同事，老早都已經接到傷患，到急救室忙著處理去了。

我雖然知道若還有下個病患，就會輪到我去急救，但我猜想應該已經沒有什麼病患，會再被送來醫院。

//

火災的大量傷患事故，第一批送來的，大部分是最緊急的病人。

最後面來的，要麼就是傷勢較輕微，可以自己走路的；不然就是太晚才從火場抬出，已經不用急救了。

想到這裡，緊繃的心情，頓時輕鬆下來。

「又發現了一個，還活著，還活著！」本來已經靜悄悄的無線對講機，突然傳來一個驚訝的呼喊聲。

急診室內的氣氛，立刻又緊張起來。

我尤其坐立不安，在門口走來走去，迫不及待地想知道，我將碰到什麼樣的病人。

「病人到了。擔架下車。」救護車關掉警報器，停靠急診門口。

我伸長脖子，往門口瞧去。「咦，怎麼沒看到人？」

這裡我所謂的人，就是看上去蓬頭垢面、衣衫襤褸的燒傷病患。

相反的，我只看到一副咖啡色的人體模型。頭很圓，沒有蓬頭垢面，因為沒有頭髮。身上完全沒有衣服，所以也沒有我所謂的衣衫襤褸。

「它」直挺挺地躺著，一動也不動，就像是在百貨公司櫥窗內，還未穿上樣品衣飾的假人一樣。

眾人小跑步，將推床快速推到我面前。

躺在床上的「它」有一個乾淨的外表，因為從頭到腳，是均勻的咖啡色，沒有這裡黑一塊，那裡黑一塊的染汙。

我伸手摸了一下頸部，想要查「它」有沒有脈搏。

結果摸到的咖啡色「皮膚」，是硬硬的，像塑膠殼。再摸它手臂的皮膚，也像是咖啡色的塑膠殼。

我從頭到腳再掃視一遍，它真的是一個塑膠假人，被擺在推床上，直挺挺地躺著。摸它、碰它，都沒有一點反應。

正在想，為什麼要把這個火場裡撿來的塑膠假人送到急診時，我突然注意到，它那對不會張合的咖啡色硬塑膠眼瞼，其所覆蓋的眼球竟然會骨碌碌地轉。

「先生，先生。」我一邊大聲叫「它」——不，這時應改叫「他」，一邊用手搖著他的硬殼塑膠肩膀。

他唯一能動的眼球立刻轉看我，跟我的眼光有了第一次的接觸。

我仔細看了他的眼球，眼白部分有明顯呈現粉紅色的水腫，愈靠近黑眼珠的部分，怒脹的血管就愈多愈明顯。

雖然他的臉部皮膚像硬塑膠皮，無法觀察他的表情，也無法講話。

但是從他紅腫充滿血絲，卻詭異地炯炯有神，甚至可以說是「慧黠」的眼神中，我可以知道他的意識是清楚的。

「怎麼意識是清楚的，卻像個假人？」我自問。

我仔細看了一下他的全身，原來他身上只要能看到的皮膚，都已經被火場的極高溫，瞬間烤成硬硬的咖啡色痂皮。

不像其他的病患身上交雜著三度或二度燒傷，顯得這裡白一塊、那裡黑一塊的凌亂。

他全身上下呈現完美無瑕、均勻的咖啡色，看起來相當乾淨，沒有「蓬頭垢面」。

他的身上沒穿衣服，是因為衣服早就被燒完了，所以沒有「衣衫襤褸」。

他沒有頭髮，是因為頭髮被燒個精光，因此頭形就顯得很圓。

「先生，先生，哪裡不舒服？」我急促地問他。

但話一出口，我馬上就後悔了。

「笨蛋，被燒成這樣，還會有地方是舒服的嗎？」我罵我自己。

我為我的失言，抱歉地看著他的眼睛。

他左右擺動一下眼睛。

「他好像在說……沒有……」我懂了。

但怎麼可能沒有不舒服，超過百分之九十的身體都已經被燒焦了。

接著，他的眼球轉向右上方直看著我，好像是在向我求什麼。

這種眼神類似毛小孩看到主人拿著食物時，邊搖尾巴，邊看著你的眼神一樣。

我又看懂了。

「先生，你想要什麼？」

他的眼睛向下看。我的視線也隨著他的眼球方向往下移。我發現他僵硬但微開的咖啡色嘴巴裡，有東西會動。

好像寄居蟹想要離開牠的殼一樣，是他正努力地試著把舌頭伸出來給我們看。

「你是不是想喝水？」

我想，第一、他剛從火場被救出；第二、我們口渴也常常會用舌頭舔嘴唇，因此問他是不是想喝水，是最合理的猜測。

果然，賓果！他的眼球像磕頭般地上下動動。

我馬上要助理拿杯水來，用棉棒沾水，放入很難撐開的嘴巴。

另一方面，下令趕快建立中央靜脈點滴輸液，企圖迅速從血管，幫他補充大量的水分。

「好厚的硬皮呀，頸動脈摸不清楚耶。」「我這邊股動脈也摸不到啊。」中央靜脈導管無法立刻打上。

「皮太硬了，針戳不進去耶。」因為皮膚已經被燒成硬痂了。

「血管看不到，怎麼辦？」因為皮膚已被烤成咖啡色，很難看出原本為暗青色的血管對比。

「好不容易打進血管了，卻都抽不到回血。」因為連較粗的血管，都已經被燒凝固了。

我這組人馬，全趴跪在他的四周，拚命找血管打針，卻都碰到困難。

//

就在組員忙著打點滴的時候，我翻閱了一下救護車的紀錄。我發現他竟然是逃出後，又跑回火場，才被燒成這樣。

這時，有幾位輕傷者，慌慌張張，互相攙扶地走到我這邊，要問他的情況，也拜託我們一定要盡力救他。

因為他先救了他們之後，又受他們之託，再回火場去救他們的小孫子。

我聽了，實在是非常感動。

「對這麼偉大又勇敢的人，不僅我們一定會全力搶救，連上帝都會幫助他。」我對他們發誓。

「他是你們的什麼人？」我好奇他為何要如此奮不顧身。

「他是我們鄰居的朋友，偶爾會來串門子。」

「安小姐人很好。」

「安小姐？」我脫口驚訝地再重複一次。「你們說是—安—小—姐？」

「是呀，她一向樂於助人，我們都很喜歡—她—。」

原來躺在我面前的，既不是「它」，也不是「他」，而竟然是「她」。

難怪我覺得「他」的眼神很「慧黠」。只是無法從她烤焦的身體外觀，辨認出來她的性別。

雖然我對他們發了誓，心裡也真心想要拯救眼前這位，全身已像披上密實盔甲的菩薩。

但我知道，像這樣全身嚴重燒傷的病人，並沒有存活的任何機會。

皮膚內部的肉體組織，會因燒傷而劇烈腫脹。

而全身皮膚卻因燒烤，已經變成硬痂，失去彈性，無法跟平常一樣，隨著內部腫脹而向外突出「腫起來」，以釋放內部壓力。

由於安小姐的組織腫脹壓力，無法藉由皮膚的彈性釋放。她體內的腫脹壓力會隨著燒傷時間而愈來愈高，最終，這些壓力將高到壓扁所有血管，造成組織缺血而死亡。

解救的辦法就是立刻把變成硬殼的皮膚切開，將被悶在裡面的軟組織解放出來，讓擠扁的血管重新流通。

這好像是要吃飽滿的糯米腸時，我們拿刀子輕輕切開外面包覆的腸衣，擠在裡面的糯米，就會爭先恐後地跑出來一樣。

當醫師切開咖啡色痂皮時，映入眼簾的景象是，裡面鮮紅色的組織，會從切口處，像麵包發了一樣地，蜂擁地擠出來。

通常在四肢及胴體，頭尾至少各劃縱貫線的四刀。完成手術之後，由於軟組織全跑到皮膚外面，病人的體積會大大的膨脹。

原本整齊、完美的咖啡色硬皮，反而被紅色軟組織給淹沒。只能見到，全身缺少皮膚保護的組織，就這樣暴露在空氣之中，非常恐怖。

需要用厚厚的紗布，將病人的全身裹滿。希望能夠閃過那場躲不掉的敗血症及急性腎衰竭。

//

安小姐被送入手術室，由我操刀做這個急診手術。我知道，一旦麻醉之後，她再也不會醒過來。

她燒成這樣，眼前還能活著，已經是一個奇蹟。但對於一位這樣不顧自身安全，奮勇救人的「她」，我們真的需要好好地善待。

在插管前，我低下頭，在她耳邊輕輕地問她：「安小姐，有沒有什麼事情，要交代給我的？」

這等於是在詢問她的遺言。

我雖然從來沒有這樣做過，但不管她「說」什麼，我都會認真地幫她完成。

因為她沒法說出聲來，我再度將眼光跟她對接。

她那雙慧黠深邃的眼睛，又在骨碌碌地動著，試著對我傳達訊息。

我又看懂了！但她這份遺言，卻又讓我心痛不已。

在這個生死關頭，她還不是在想她自己。

她竟然是再三地說：「謝謝大家照顧她。」「謝謝大家照顧她。」……

半夜裡，呼叫器響起。我看了一下，是燒傷加護中心的電話號碼。

我心裡有數了。

為了免去每天痛徹心扉的全身換藥，上帝決定幫助她，直接帶走她……

人算不如天算，天算不如蚊算

我失敗了。

但我雖然丟了「面子」，卻保全小朋友一生的「面子」。

「嗯嗯嗯嗯嗯轟——」一陣急促的聲音，由遠而近，像救護車極速靠近似的，穿進我的右邊耳朵。

我本能的，全身肌肉緊繃起來，頭往枕頭的另外一側急偏過去，「啪」一聲，右手反射性地賞了自己一個耳光，馬上翻身，打開床頭燈，檢查一下自己的手掌，失望地發現一點血跡也沒有。

「他媽的，怎麼沒有打到。」

三更半夜，耳邊突然傳來蚊子飛過的聲音，害我從熟睡中驚醒，隨手往自己臉上招呼過去。

不過，除非這蚊子的運氣實在太瞎，這樣盲目一拍，就能夠打到蚊子的機會當然很低。顯然自己這個巴掌是白挨了。

//

明天，噢，不對，已經過了午夜了，今天是開刀日。

排了滿滿的手術，不僅我想要睡一個好覺，等待要開刀的病人們，更是希望主刀的我有充分的睡眠。

可是，我從小就不能跟兩種活的生物，一個是蟑螂，另一個是蚊子，在一個小的空間內共處——除非把牠們打死。

為了有充足的睡眠，以免對不起病人的殷殷期盼。

我馬上呼叫我的腎上腺素，進入戰鬥位置，在三更半夜喚醒身體所有細胞，準備消滅這個小混蛋。

打開臥室所有的燈光，我坐在床上，屏氣凝神，放緩呼吸，露出在全開的燈光下，顯得雪白的大腿，勾引蚊子來叮咬。

果然，沒多久，左耳朵又急遽傳來「嗯嗯嗯嗯嗯轟——」的一聲，我又把頭急偏向一邊，騰出空間，雙手以閃電的速度，在左耳附近拍一下，清脆的「啪」一聲。

但還是失手了，沒打到。

這時，我的睡意真的全消失了。想到早上要去做的困難手術，不免擔心起來。

這位病童是位VIP，家世顯赫。為了他的手術，全醫院已經動員，我不知接了醫院院長、教授老師、董事長……多少關切的電話。

對於這個手術，我胸有成竹。但是我需要很好的休息，才能有一個清晰的腦袋來完成手術。

數十年來，我一直維持一個慣例，就是在手術前一天，不管手術多簡單，我都會在睡前，在腦袋裡面，把第二天所有手術可能碰到的突發狀況，都先預演了幾遍。並同時備妥B及C計畫，這樣才能從容地應付意外狀況。

昨天也是一樣，把手術整個想清楚了之後，早早就上床睡覺，準備應付第二天的硬戰。對於這個手術，我自認為我有做足功課。多套的備案，堪稱完美，可以解決所有的意外事件，但卻沒有想到有這隻蚊子。

為了能趕快再睡回籠覺，我再度聚精會神，武裝自己，打算一舉殲滅這隻蚊子。

張學逸教授的叮嚀，再度在耳邊響起。

「你們在找出血點時，要像鷹眼般那樣的銳利，分辨出在一灘紅色血中的白色那個小點。」（這個小小白點才是出血點。張教授嚴格要求我們只能夾住這個小小白點，再把它「點」燒掉。很多醫師都是把紅色部分地毯式地燒一遍，這樣的話，很多無辜組織也會被燒掉，傷口會東焦一塊，西黑一塊。）

瞪大眼睛，將臥房白色系的牆，從左到右，精確地掃視過去。到底之後，往下降一格，從右掃到左。

一層一層的找，希望用我的鷹眼，在白牆上找到那個黑色的「蚊」點，再一掌殺之。

空無一物的白牆，有著強大的催眠魔力。視線就在對著白牆逐步向下掃視時，眼皮也隨之漸漸下垂。

//

在白色光暈中，我看到躺在手術台上的病人。

他那粉紅色的顏面神經，就出現在我的眼前，近到觸手可及；細細的味覺神經躲在不該有的地方；細緻膨起的水平半規管倒是乖乖的躺在那裡，跟我睡前預演的情形一樣。

又看到上禮拜的我，把病人的爸爸叫進手術房，嚴肅地告訴他：「新把拔，小哥哥現在體溫三十九度，不能麻醉耶。」

「怎麼會？早上在病房量體溫的時候，還好好的呀？」爸爸超級驚訝地說。「今天還是阿嬤看農民曆挑的日子，上面說今日是諸事大吉的。」

「可是，因為發燒會導致……」我正要告訴他，手術必須延到今天時，「嗯嗯嗯嗯嗯轟——」蚊子又從我耳邊飛過，立馬把我驚醒。

從半夢半醒狀態，猛力拉回作戰模式。外科醫師的鷹眼隨即睜開，四下搜尋。這次，立刻找到了敵人。

機不可失，手上的電蚊拍，反射性地朝目標揮舞過去，準備一舉殲滅這隻混帳蚊子。

說時遲，那時快，揮出去的電蚊拍，在碰到蚊子之前，硬生生地被我煞住。

在電光石火的瞬間，可以說停就停，我為我自己擁有這麼靈巧的一雙手而感到自豪。

這隻可惡的蚊子，竟然聰明的停在老婆大人的臉上。

現在我陷入天人交戰的選擇難題，到底是要把握機會殺死蚊子，好好睡個覺（因為幾個小時後要手術，理由正當），還是為了老婆的臉，整夜跟蚊子混戰？

///

做人工耳蝸手術，是為了把電極放入耳蝸之中，但是遇到極度困難，只能擇其一的畸形狀況時，「到底是耳蝸比較重要，還是顏面神經比較重要？」

幾個月前，我在越南幫他們做這個手術的時候，就碰到這樣的難題。

當時，我選擇留下顏面神經，放棄電極的植入。

電極沒植入，下次還有機會再次手術來植入；若是傷了顏面神經，小朋友的臉，一輩子就是嘴歪眼斜。

那個越南手術因為沒有找到圓窗，算是失敗了。

我，雖然丟了自己的「面子」；小朋友，卻保全了他一生的「面子」。

外科醫師一向需要立即做決定，那就是決定殺蚊子，還是顧老婆的「面子」？當然，老婆的臉不是「比較」重要而已，而是重中之重的重要。

我不僅不敢把電蚊拍一股腦夯上去，反而輕輕用手在她臉旁揮一下，把蚊子趕走。免得老婆大人的臉，留下被牠叮咬的一包。

雖然這個覺是無法補眠了，但我很慶幸我做了一個最正確的決定。

直覺的反應是覺得臉比蚊子重要。

實際上，當時若是為了一夜好眠，決定殺死蚊子，一拍落在老婆臉上，我看我不僅當晚不用再睡。接下來幾天，大概也不用睡了。

「祈先生，請到手術說明室。」廣播響起。

「各位辛苦了，謝謝。」「謝謝。」祈先生不在，開門進來的是阿公，不斷地鞠躬、道謝。

「剛剛手術後，我們已經測試過了。」「小哥哥的所有電極，作用都是正常的。」「聽神經的反應都很漂亮，這表示小哥哥一定可以聽到聲音了。」聽力老師向他說明。

「太好了，感謝大家。」「感謝上天！」「大師真不是浪得虛名！」祈阿公興奮地說。

「大師？」我輕聲應了一聲，有點不好意思，以為大師是在說我。

「是呀，龍大師！」「上次我們自己看農民曆選日子，結果哥哥上了手術台，竟然發燒。」「這次我們不敢再自己亂看日子，特別拜託龍大師，不僅幫我們挑了日子，而且還挑了一個吉時。」

「吉日吉時，一切才能這麼順利，圓滿圓滿。」

吉日吉時？蚊大師可沒這樣說。

阿公都沒有注意到，我徹夜未眠的黑眼袋。

輯三

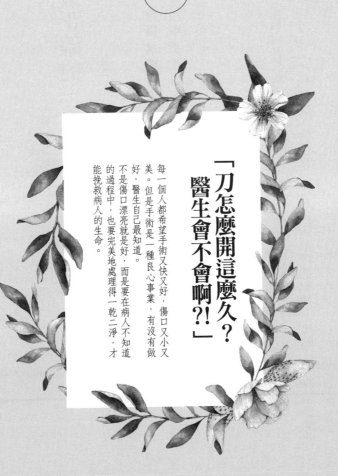

「刀怎麼開這麼久？醫生會不會啊?!」

每一個人都希望手術又快又好，傷口又小又美。但是手術是一種良心事業，有沒有做好，醫生自己最知道。

不是傷口漂亮就是好，而是要在病人不知道的過程中，也要完美地處理得一乾二淨，才能挽救病人的生命。

我生平最正確的一次決定

我發覺，每一條縫線與縫線中間都有縫隙。要讓病人活命，就要全部拆掉，重縫。

「主任，我爸爸最近都說喉嚨痛，吃不下去。」憂心忡忡的女兒告訴我。

「而且已經好一陣子了，叫他來，都不來。今天我回南部把他押上來的。」身為老師的女兒，又補上一句。

「阿北，哩兜位袂鬆快？」（阿伯，你哪裡不舒服？）我轉頭問他。

「袂啦，吞誒柳柳呀疼。」（沒有啦，吞的時候，會有一點點痛。）他低著頭，很靦腆地說。

「嘴巴張開，阿北。」我說。

隨著他張開嘴巴，一股腐敗的味道，對著我的鼻子，直衝過來。

「哇！」我心裡暗喊不妙。

這個阿伯的嘴巴裡面，有一大坨張牙舞爪的肉團。表面鮮紅的顏色，好像布滿血絲的眼睛，面目猙獰地瞪著我。

「這應該是扁桃腺癌。」我轉頭跟他的女兒說。

「但是要做切片才能確定，而且這應該不是最近才發生的事。以這個腫瘤的大小來判斷，至少一年以上了。」

「很嚴重嗎？」女兒很擔心地問。

「可能已經第四期了。」我嚴肅地點點頭，轉頭看了一下阿伯。

他露出黃色的牙齒，無奈地對我傻笑著。

對於我跟他女兒的對話似懂非懂。

「醫師，第四期還算是早期嗎？」女兒用平靜的口氣問我。

「第一期與第二期才是早期，第四期已經是末期。」怕阿伯聽到，我輕聲地回答，雖然心裡嘀咕著這個老師怎麼這麼沒概念。

「那那……那還有救嗎？」女兒開始著急起來。

「要先做檢查。假如沒有轉移到腦部以上、頸部以下的話，就有希望可以開刀。否則算是已經遠端轉移的話，就只能做放療與化療。這樣成功活下來的機會，就會少很多。」我很保守地回答她。

「陳主任，假如我爸爸可以開刀的話，你一定要親手幫我爸爸開刀喔。我是梁醫師介紹來的。」

「喔，一定一定……」我苦笑著回答。

因為我想起了昨天在開刀房裡面的事情。

「Kojo。」我正聚精會神地在開刀，有人闖進我的開刀房。

我根本不用抬頭，就知道是誰來了。

因為會用日文發音叫我名字的人，除了我的家人之外，就只有他——曾繁穎醫師。

通常他用日文叫我之後，馬上會講一長串的英文跟我哈啦一下。因為我們兩個實在太熟了。

「我……我……」他竟然不是用英文，反而是用中文，而且講得有一點結巴。

這個太不尋常了。

我好奇地抬起頭，看看他：「怎麼了？有事嗎？」

「唉，我老闆說，以後我不可以在半夜幫你補皮了。」曾繁穎說。

「那我的病人怎麼辦？」我顧不得我還在手術中，驚呼起來。

//

曾繁穎醫師是在享譽國際的長庚醫院整形外科，接受完整顯微手術訓練的專家。

他有很多的特質，跟我非常類似，尤其是在開刀中，對完美的追求，一點都不鬆懈。因此我們兩個一拍即合。

我負責切腫瘤，然後輪他上場，把病人因為切除癌症而破碎的臉，重建回去。

不管病人是缺了舌頭，或是沒了下巴，甚至沒有嘴唇，他都有辦法把手術造成的這些可怕外觀，補綴修復成為「人模人樣」。

有他這樣可靠的後盾，我就非常放心、大膽地把腫瘤切除乾淨，不怕病人手術後，沒有一張可以見人的臉。

由於我們合作無間，手術量大，時間又長，所以開刀房的護理同事，從我們兩個人的姓名中，各取一個字，稱我們為「超繁（超煩）二人組」。

「其實我的老闆是為了我好。」繁穎不再結巴地說。

「他說你每次開刀都開那麼久，害我每次都是半夜才開始開工。他擔心這樣對我的身體太傷了。」

外科部蔡主任真的是一個愛護下屬的部長，也是由長庚醫院整形外科挖角過來的前輩。

「我也不想讓你每次都半夜開刀呀。」我無奈地說。

「你也知道我們都是挑困難的做。沒有辦法做太快。」「而且我們的信仰是，多花我們兩小時，把所有的癌細胞拿得乾乾淨淨，病人就可以多活十年。這樣的時間投資，是很划算的。」

「不過，老闆已經這樣說了。我還是要尊重他。」繁穎說。

「好吧。」我只能回應，「我以後只好自己拿胸大肌皮瓣自己補了，不能幫你惹麻煩。」

∥

「照相。」因為腫瘤太大，我把整個被癌細胞占滿的扁桃腺，帶著下巴骨頭一起鋸下來。

吩咐流動護理師幫我照相，當作紀錄。

我檢視了一下，過去的幾個小時，我所幹的好事——病人的嘴唇被我掀起來，放到耳朵旁的位置。直接看到他整排的牙齒，以及一個缺損的大洞。洞底可以看到跳動的頸動脈。

我取的胸大肌必須含著乳頭，這樣面積才夠大，才能修補這麼大一個破洞。

於是，我切開了他的胸部，把他的胸大肌帶著皮膚及乳頭，經過鎖骨下皮膚，移轉置到口腔裡面。

這時，我抬頭看了一下時間，已經是晚上十點了。

我把胸大肌皮瓣，植入原本應是扁桃腺的位置。

「你看，大小取得恰恰好。」我得意地抬頭，跟我的住院醫師黃醫師說。

「是沒錯啦，不過如果皮瓣這樣擺的話，將來病人嘴一張開，就會看到他的乳頭，不好看吧？」

已經覺得累了的黃醫師，跟我苦戰一整天，心情不好，口氣也不太好。

「那麼，我把它縫到旁邊一點。」我一邊調整乳頭的位置，一邊說。

由於在邊邊角角的關係，不容易看清楚。更糟的是，這個人的皮怎麼這麼硬，一下針，針就扭歪了。

「他X的，」心裡邊咒罵，邊把針拔出來。

扭直後，再縫一次。

「噠」一聲，針竟然就斷了。

「拿一條新的線來。」我有點挫折地說。

新的針頭好不容易刺穿乳暈的皮膚，跨到咽部，順利穿過整層的咽黏膜。終於可以把皮瓣的皮，及咽部黏膜縫上第一針。

先打一個外科結，把右食指伸進口腔最深處，意圖把這個結勒緊。「啪」一聲，我竟然太用力，把好不容易縫好的線給勒斷了。

「X。」這次不是罵在心裡，而是直接脫口而出。

「這是什麼爛線。」我當然沒怪自己，而是把氣出到刷手小姐上面。

我直接把斷線連同鑷子，甩拋到她面前。

「砰」地一聲，把她嚇了一跳，身體不自主地往後傾了一傾。

「換一條新的線來。」我用很惡魔的口氣下令。

就這樣跌跌撞撞地，前後折損好幾條昂貴的可吸收針線，終於筋疲力竭地，繞著胸部皮瓣縫了一整圈，把它嵌在破了一個大洞的咽喉壁上。

把整個手術台清理乾淨，不禁得意地欣賞一下，自己從頭到尾，不假他人，獨自完成的傑作。

口腔裡一片血紅的口咽黏膜中間，出現了一塊雪白的皮膚，像是一個白沙島。島邊還有一個，看來像是瞭望塔的乳頭。

「黃醫師，你看，你看，這個乳頭像不像個瞭望台？」

「主任，現在都已經是半夜了，怎麼還那麼有想像力？」黃醫師就是不肯附庸風雅一下，只想趕快結束手術。

「真是個沒趣的人。」我心裡暗說他。

///

手術區域內萬一有血塊或是有空隙，就有感染的風險，所以我們都要在皮瓣跟切除區域間，擺上引流管，把這裡面的血塊或空氣抽出，造成負壓。讓皮瓣與切除區域可以緊緊地貼吸住，讓空氣及血塊沒有空間可以滯留，才能避免感染。

眼看黃醫師累了，我只好加快腳步，擺好引流管。

關好傷口之後，把引流管接上抽吸機，準備將皮瓣下的殘留血塊抽出來。

「主任，管子在漏氣。」黃醫師驚呼。

一般而言，若是皮瓣把切除區域封閉得好，引流管接上抽吸機時，皮瓣會突然扁下去，就像我們吸乾鋁箔包飲料時，鋁箔包會扁掉一樣。

若是鋁箔包上另外有個破洞時，鋁箔包怎麼吸，也不會扁掉。而嘴裡則不斷吸到跑到鋁箔包內的空氣，吸都吸不完。

我看了一下，皮瓣確實沒有扁下去，一定是有漏洞沒縫好，在漏氣。

「沒關係，我補一針。」

「是這裡在漏。」

「再拿線上來。」我交代刷手護理師。

實在是太深、太難縫了。掙扎了許久，終於補好這一針，接上引流管。

「還在漏。」黃醫師失望地說。

雖然心裡很不高興，嘴巴還稍微控制得住，沒罵出來。

「拆線剪。」我要了尖剪刀，把線頭剪掉。

「線再上來。」我跟刷手護理師說。

花了很大的功夫，重新再縫了一次。

「成功了。」我喘口氣。

「主任，這邊也在漏。」

搞了好久，「這邊」補好了，「那邊」又漏了……

如此反反覆覆，這塊原本雪白的皮瓣，禁不起我縫了又拆，拆了又縫。

漸漸地，邊緣被針戳爛，顏色轉變成暗紫色，一副要壞死的樣子。

手術碰到困難時，絕對不能急，也不能慌。

我的習慣是暫停手上的動作，不再盯著傷口。一方面讓心情平靜，一方面讓眼睛離開看了很久的血紅手術視野，重新適應自然的顏色。

我閉起眼睛，腦袋裡浮現出頸動脈破裂的影像。

這個腫瘤因為很大，頸部淋巴已經轉移，所以我也幫他做了頸部淋巴根除術，只留下最重要的頸動脈。

它赤裸裸地在我的眼前跳動，唯一能保護它的，就剩下這塊從胸部移轉過來的皮瓣。若是皮瓣壞死，或是皮瓣沒有縫好，會漏氣，代表嘴巴的口水，會從漏氣的縫隙，滲流到頸動脈。

裸露的頸動脈泡在口水裡，一定會爛掉。當它爛到破了的時候，病人瞬間就噴血死亡。

這還不打緊，由於頸動脈是直接從主動脈分支出來，壓力很高，噴射出來的血，連病房的天花板都會濺滿，場景非常駭人。

我深吸一口氣，重新檢視皮瓣。

眼睛經過這短暫的休息，果然又銳利了起來。我發覺，每一條縫線與縫線中間都有縫隙。剛剛真的太急了，沒有確實做好。

要讓病人活命，就要全部拆掉，重縫。

「重縫？」開刀房內，包括麻醉的每個人都跳了起來。

「這可是花了四個小時才縫好的耶。」

「現在幾點？」我問。

「已經是早上兩點了。」大家異口同聲。

「兩點就兩點，縫到天亮也要縫。」

這時開刀房內一片寂靜，氣氛盪到谷底。

我知道我不能因為大家想回家休息而退讓，因為不重縫，病人一定會完蛋。

「小線剪，」「開始工作吧！」我把線全部拆了，決心重來一遍。

「真是出師不利。」第一針往皮瓣上的乳頭縫下去，針立馬就斷了。

「再來一條線。」又斷了……

「X！@$¥」我終於爆炸了，口沒遮攔地所有髒話全罵出口了。

不僅脾氣控制不了，心情混亂，更糟的是眼睛看到的都是血紅一片，分不清楚哪裡是表皮層，那裡是下皮層。

這樣的狀況，一定沒法縫好的。

我的心想要繼續，但眼睛已經累了。縱使閉上眼睛休息，也只能有短暫的時間可以看清楚。

沒多久，又只看見血紅一片。

///

「完了，病人死定了。我在家屬面前，名譽也死定了。」面對自己搞出來的爛攤子，我非常沮喪。

我知道今晚我若是再逞強，把整個手術完成，那就是只是把手術「做完」而已，而不是「做好」，結果一定不理想。

為了病人，我必須要拉下臉來求救。

「唉，要是那個煩人醫師在，就好了。」黃醫師說。

「曾繁穎？」我問。

「對呀，你的老相好嘛，不然是誰？」黃醫師也看出來，我們必須求救，才能讓病人活命。

「好，我們call他。」

「主任，現在是凌晨兩點半耶。」流動護理師不敢置信。「曾醫師一定在睡覺了。」

「不然咧，病人怎麼辦？你call他。」「現在。」我加重語氣強調。

「我先查一下曾醫師今晚有沒有值班。」她去翻了一下班表。

「他昨天剛值完班，今天是休息喔。」「昨天他也忙了通宵，現在一定在睡覺。」流動護理師不敢打這個電話。

一般在補眠的人，被吵醒時，會怎樣爆炸，各位是懂得的。她怕被曾醫師罵。

「你不打，我自己打。」「把電話擴音打開。」我還在手術台上，手不能碰電話，只能用免提的方式打電話。

流動護理師怯生生地撥了曾醫師的電話。

這時，大家都沉寂了下來，等著從擴音模式中，一起聽到曾醫師從熟睡中被吵醒的反應。

「嘟嘟……」鈴聲響起，伴著麻醉機規律的「嗶嗶嗶」聲音。

安靜中，透露出一絲絲的緊張。

「尾欸！」曾醫師電話接起來了，果然是熟睡中被叫起來的聲音。因為不是「喂」，而是聲音拉長而顯得慵懶的「尾欸！」他還沒真正醒，語氣還沒爆炸。

「Oliver！」因為用擴音，所以我用喊的。

「蛤，是誰？」語氣硬起來了，醒了。

開刀房內每個人都盯著我看，想知道接下來會怎樣。

「Oliver——」我提高了音調。「我是超人。」

「蛤，你說你是誰？」

「我是陳—光—超。」我知道用擴音講話，聲音聽起來空空的，會聽不清楚。我——用吼的。

「喔！喔！噢！」有大夢初醒的感覺。「是你Kojo嗎？」還在懷疑中。

「對啦。」

「Hello, What's up?」他完全醒了，確定是我，馬上開始撂英文。

他問我有什麼事，語氣高昂，完全沒有起床氣。

整個開刀人員都鬆了一口氣。

期待中的咒罵，完全沒有發生，而且在聽完手術台上的現況後，從十幾公里外的家，飛快地，不到三點半，就出現在開刀房。

他一出現，我煩亂的心情，神奇地穩定下來。有曾繁穎在，我心裡非常篤定。

他「針針必較」，必須完美。我可以很放心地把「病人的命」，直接交給他。

再次清洗傷口後，我把主刀位置讓給這個煩人醫師。只見他靈巧地轉動持針器，針進針出，一點也不像我那麼掙扎。很快地，他已經把三、六、九及十二點方向的皮瓣縫好。

雛形初現，尤其是乳頭那針，百分之百固定在我想要的位置上。

「Oliver，剛剛我在縫皮的時候，要不是針扭曲，不然就是線斷掉。」我還活在剛剛的噩夢中。

「他的皮這麼硬，又這麼厚，怎麼已連續縫那麼多針了，你的針還是維持原狀，完全沒有扭歪呢？」我是認輸了。

「要縫得快又好，平常要練習運針。」Oliver回答得理所當然。

「運針？」我好奇地問。

這名詞聽起來，很類似武俠小說中的「運功」、「運氣」，很玄、很神祕。

「縫這種皮，要運針，不能用蠻力。」

「那我也要學。」我想若學會了，不就可以運用丹田之力，練就武功蓋世，成為天下第一刀。

「告訴我，運針的英文怎麼說？」我不想再勞駕繁穎教我。我心裡想，只要知道英文名稱，自己去查國外文獻，就可以自學，祕密偷練這個武功。

「喔，這是我老師羅慧夫及蔡老闆強調的概念。」Oliver說。「運針，沒有英文喔。」

「哇咧，沒有英文，那我怎麼查文獻？怎麼學？」我失望了。

「所以世界各地的醫師，都要來台灣學呀。」「而且，要學會這種內功，是要慧根的。」他透過戴著手術放大鏡的眼鏡，狡譎地瞪著我說。

我懂的。這傢伙用別人察覺不到的眼神告訴我，我—沒—慧—根。

既維持大家對他半夜被吵醒也沒生氣的高貴形象，又私下狠狠地酸了我一下，兵不血刃地報了無法酣睡的仇。

「接引流管。」傷口關好了。

「Suction!」關鍵時刻到了。抽吸機一打開，皮瓣就立刻扁下去，緊緊地「抱住」整個傷口。

暗紅色的血液，緩慢地從引流管引出，完全沒有空氣通過。

「耶，沒有漏氣了！」黃醫師這時精神也恢復了，雖然天已經亮了。

//

「主任，這是我們自家的，請您務必笑納，不成敬意。」病人當老師的女兒來了。

「謝謝您，我爸現在吃得很好。」「體力完全恢復了，他要我把他親手種的送給您，我們全家都很開心。」「您的手術做得太好了。」

●

●

真是對不起，繁穎兄，手術不是我做成功的，你的功勞被我收割了。

禮物是我的，而你只當了個幕後英雄。不過，禮物最終送給我，我也心安理得。因為做出「半夜不讓曾繁穎睡覺」這麼厚顏無恥決定的，就是我，而且是我這輩子做的最正確決定之一。

自虐治療「甜蜜點」

每吞一口口水，就會經歷一次椎心之痛。

「我想開刀。」一位綁著馬尾的女孩，Mia，坐到我面前，怯生生地告訴我。

「什麼？開刀？」我很驚訝。

面前這位女生，戴著大大鏡框的眼鏡，不敢直視而看著地上的眼睛，有著漂亮的弧線。長長直直的眉毛，一直到尾端，才像柳葉般的微微下垂。口罩後面，有那遮不住挺直的鼻梁。

心裡猜想著，這女孩應該是個美女吧。

「你哪裡不舒服？」「哪位醫師要你找我開刀？」

「我……我沒有不舒服。」她還是很害羞。

「沒有不舒服？」我聲調開始高起來，怎麼來個找碴的。「然後要開刀？」

「不是啦，不是啦。」怕我生氣，她有點急了。「我會打呼。」

「打呼？」「年輕女生很少啦，你又不胖，身材勻稱，不太會啦。」我語氣不僅緩和下來，而且變得溫和，順便誇了一下她，免得嚇著這位美眉。「你在睡覺，怎麼知道你在打呼？」

「請你不要一再打開門，裡面有人在看病。」

「請尊重隱私，號碼到了再進來。」我聽到門診護理師在管控門禁。

抬頭一看，有位太太一直想要側身擠進來。

看她穿著得體，雖然想要擠進來，臉上卻沒有一股凶相，仍然帶著淺淺又有點歉意的微笑，顯然她不是想要插隊的大媽。

「什麼事情？」我問她。

「在裡面的是我女兒，我可以進來嗎？」

「當然可以呀，請進。」原來如此。

「就是她說我會打呼。」Mia指著她媽媽說。

「是呀，陳醫師。」媽媽收起高雅的微笑，眼睛瞪得很大，表情誇張起來。「那鼾聲好大好大，她房門關起來，我在客廳都還聽得見。」

「媽，你……」Mia拉了一下媽媽的衣服，示意她講小聲一點，頭垂得更低了。

顯然Mia對自己的打呼，感到很不自在。

可是她的媽媽沒理會，繼續大聲地說：「請你一定要幫幫忙，Mia為了她自己會打呼，都不敢交男朋友了。」「我都快被她急死了！」

「是這樣子的嗎？」我轉頭對Mia說。

她可憐地點點頭。「萬一男生知道我會打呼，我一定會被他們笑死。」

//

打呼的機轉，其實滿複雜的。但我們手術能夠處理的，主要就是軟顎及懸雍垂的部分。

假如舌根寬又大，懸雍垂又粗又厚，軟顎向後倒，都會讓手術結果不理想。

「請把口罩拿下來，」我準備檢查一下Mia的軟顎及懸雍垂。「我要先確定手術對你有沒有效果。」

Mia動手準備拿下她的口罩，突然我有點小緊張。

拿下口罩，她還是我想像中的美女嗎？她的眼睛，完美搭配著挺直的鼻梁。一旦脫下口罩，會不會露出的是一張不協調的嘴呢？

Mia把口罩往下拉到下巴，終於可以看到她的廬山真面目。雖然不是櫻桃小嘴，但豐腴的紅唇，與眼鼻搭配得十分巧妙，真是好看。

「來，把嘴巴張開。」我不動聲色地說，好像心裡完全沒有發生過漣漪。

「媽媽，你看。」我調整了一下我的頭燈，讓光線照進Mia的嘴裡。

「她的懸雍垂及軟顎，都是下垂的，這確實會造成打呼。」

「不過還好的是，除了扁桃腺稍大之外，Mia的組織都不是太厚，手術的效果應該不錯的。」

現代針對打呼的手術，大多使用熱刀，如雷射、電漿、射頻等，減少術中的出血。不管用什麼方式，儀器廠家都是宣稱，各家的產品均能有效減少術後的疼痛。發表的研究論文也宣稱，用這些儀器的術後疼痛是「可忍受的」。可是，實際上，他們愈是宣稱「可忍受的」，就愈是「忍受不了的」。

手術後，只要到了用餐時間，病患都會開始恐懼起來。因為每吞一口，就會經歷一次椎心之痛。連口水都不敢吞，猛往外吐口水。

因此，有各式各樣的方法，嘗試著去減輕術後的吞嚥疼痛。

比如使用類固醇，或強力止痛藥等——可是病人痛得吞不下去，不行。

注射長效麻藥——在很痛的傷口上，左右再各戳一針，不行。

使用喉嚨噴劑——效果短暫，一下子整瓶「喝」完，不行。

插鼻胃管，直接灌食——插鼻胃管的痛，比直接狠下心，硬吞口水還更痛，不行。

「媽媽，Mia手術很順利。」我跟Mia的媽媽說。

「你去買些小冰塊，讓她含著，會比較不痛。」「若是吃不下東西，可以含一點冰淇淋，補充一些熱量。」因為低溫也有止痛的效果。

「冰淇淋！」聽到冰淇淋三個字，Mia喉嚨劇痛，眉頭緊蹙的表情，突然亮了起來。

「好耶，我要吃冰淇淋。」

「怎麼啦？冰淇淋不好吃嗎？」結束一天的手術後，訪視Mia時，發現她很不開心。

「還是吞不下去，太痛了啦。」Mia大力地抱怨。

「而且冰淇淋含在嘴巴內，會覺得滑滑黏黏的，感覺好噁心。」Mia快崩潰了。

我心裡想，我嘴裡有一個小小潰瘍時，就覺得很痛，不好吃東西了，何況是打呼手術後那麼大一個傷口。

「Mia，我若是有口腔潰瘍時，我都在潰瘍傷口上塗一層口內膏，就會好很多，不會那麼痛。」「你到治療室來，我幫你塗口內膏，試試看，會不會好一點。」

Mia的嘴裡，有條橫亙左右的M形縫合傷口。乍看之下，好像有四條蜈蚣，凶狠地占據Mia的整個軟顎，難怪這麼痛。

「你吞吞看。」我用口內膏將這幾隻「蜈蚣」全部覆蓋住，叫Mia吞個口水，試試看止痛效果好不好。

「我不敢。」她怕痛，拒絕了。

「乖，試一下，陳醫師很忙的，他沒時間在這裡耗。」她媽媽鼓勵她。

Mia緊閉雙眼，兩側眉頭皺到連成一條，嘴巴緊閉到看不到雙唇，兩側臉頰往上提升到下眼瞼，整個臉部五官聚攏得比小籠包還緊。

深呼一口氣後，抱著「痛死」的決心，提起肩膀，把口水「壓入」喉嚨。

「咦，真的不痛了耶。」Mia的小籠包臉，突然放鬆、開朗起來。

「真的，假的？」她媽媽不可置信地說。

「嗯，真的不痛了。」立刻又再吞一次口水後，她很確定地回答。

「這藥只能維持兩個小時。」我說，「趁現在吞嚥不會痛，你趕快去吃飯。」

「怎麼樣？昨天晚餐吃得高興嗎？」早上去看她。

「昨天晚餐很快就全吃光了。」Mia的媽媽搶著回答。「一點都不痛。」

「但是我早餐沒辦法吃，現在好痛喔。」她那小籠包表情又出現了。

「好，好，好。」我轉頭吩咐我的住院醫師。「英政，你幫她塗一下口內膏。」「讓她—享—受—完早餐後，再到門診讓我看傷口。」我信心滿滿的特別強調「享受」兩字。

門口傳來推著點滴架的聲音。穿著病服，頭髮有點散亂的Mia，垂頭喪氣地走進來。

「怎麼啦？不是剛吃完早餐？」

「無法吃啦，太痛了。」

「剛剛英政不是幫你塗口內膏？」

「有啊，但是沒有你塗的有效。」「跟沒塗藥時一樣的痛，根本沒法吃。」

「不會吧？有塗藥，多少會比較不痛啊。」我不太相信。

「一點都沒效。」她嘟著嘴回答。「真的一點都沒效。」

「嘴巴張開。」我示意她坐上診療椅，「講『啊……』——」我把頭燈對準她的嘴巴。
「復原得不錯，傷口沒有比較腫喔。」我發現她的軟顎塗滿了口內膏，應該跟昨晚的情形差不多，吞嚥應該沒問題。

不過，只有一點點的傷口沒塗滿，我就順手把那個暴露的傷口用口內膏補滿。
「耶耶！不痛了。」她滿臉驚喜。「跟昨晚一樣，吞不會痛了。」「我馬上去吃早飯。」

頭也不回，推著點滴架，喀喀喀地跑回病房，去享用她那已經涼了的早餐。
「英政，中飯前，你再幫Mia塗口內膏。」「她很嬌貴，太怕痛了。」我跟住院醫師說，而且特別交代。「要塗滿喔。」

門診忙得不可開交，電話卻又響起。「Mia一直喊痛，中飯沒法吞。」「口內膏沒什麼效。」

英政的電話剛掛斷，Mia的媽媽已經衝到門診求救。「媽媽，我得看完門診才有時間去病房，不然你現在把她帶下來。」

我檢查她的嘴巴，因為已經下午三點了，英政中午幫她塗的口內膏已經脫落了大半。我重新幫她塗滿。

「又不痛了。」「真奇怪，只有你塗的才不會痛。」Mia又再次展開了笑臉。

哈哈，Mia一定是把我當作小鮮肉，心理作用大過實際的痛覺了吧。心裡雖然這樣暗想，但我還是想找出原因。

下班時，我特地繞到病房檢查室。「英政，你再幫Mia塗一次口內膏。」

我站在英政的後面，又仔細又好奇地觀察，想要知道為什麼Mia一直抱怨英政塗藥沒有效。

英政戴上頭燈，將圓圓的白色光柱，射入Mia的口中。再次看見那四隻看似蜈蚣的縫線，占據在軟顎上。

英政左手拿著口腔棉枝，輕輕地把傷口上黏黏的口水搽掉。右手拿著細細的耳用棉枝，將口內膏仔細地塗在傷口上，直至完全覆蓋傷口為止。

「好了。」英政回頭跟我說。

「Mia，你吞一下口水。」她媽媽迫不及待地說。

「哎喲，好痛。」Mia疼痛的小籠包臉又出現了。

「奇怪。」我說，「Mia，你再把嘴巴張開，我看看。」

我仔細地察看傷口四周。

英政塗得不錯，只有右邊十點鐘方向，有一點點沒有覆蓋好。

「呑真的很痛嗎？」我問。

Mia抿着下垂的嘴角，用力點點頭。

「不會吧？塗口內膏多少有止痛的效果。況且口內膏已經覆蓋了整個傷口，應該不太痛才對。」我不明白。

「真的好痛，跟沒塗口內膏時一樣的痛。」Mia抗議著。

「你是說，有塗藥跟沒塗藥是一樣的痛？」這下輪到我皺眉頭了。

她瞪大眼睛，委屈地向我點點頭。

「只有你塗了，才不痛。」她竟然向我撒嬌。

「好吧，那我幫你塗。」我跟英政借了他的頭燈。

「嘴巴張開。」明明軟顎上，蓋著滿滿厚厚的口內膏，我沒地方下手。

可是又答應Mia幫她塗，只好裝模作樣，沾了一滴口內膏，將十點鐘方向那一點點沒有覆蓋完全的地方，補塗了上去。

「好吧……」我不抱希望地說，「你再吞一次口水。」

Mia因為害怕，又把表情緊繃起來。用最皺的小籠包臉，深吸一口氣，硬把口水吞了下去。

「耶！」小籠包臉突然雨過天青的展開。「一點都不痛了耶。」她像小女孩般的跑了。

「我就說嘛，你塗才有效。」「我去吃點東西。」

留下搞不清楚狀況的英政、她媽，跟我三人在治療室裡。

「怎麼可能這樣？真是心理作用。」她媽媽說。

「是呀，你只是補了一點點。」英政說，「不到整個面積的百分之一。」

「對呀，我只是做個樣子，隨意塗了一點。」

話一出口，心裡就後悔了。

我怎麼會在Mia媽媽面前，洩漏了我只是裝模作樣，不是真心幫Mia塗藥的祕密。

晚飯後，我都在想這件怪事。

按照我自己口腔潰瘍的經驗，我自己塗口內膏，塗多少，疼痛就會成比例的少多少。怎麼Mia的傷口，幾乎百分之九十九蓋滿了口內膏，卻仍然喊痛？為什麼我只是補塗了那百分之一，她就完全不痛？

一整夜，我的腦袋裡都是問號。

我突然想起來，早上Mia沒法吃早餐，推著點滴架來我門診。那時，我發現Mia傷口沒有塗到藥的地方，好像也是十點鐘位置。所以結論是，傷口一定要塗好、塗滿口內膏，尤其是要注意十點位置要塗滿。

我發簡訊給英政，告訴他隔天早上要這樣塗藥。

但是就這麼一件事，擱在心裡，腦筋轉個不停。

冥冥之中，好像老是要推翻我晚餐後所做的結論，要我反向思考，反向思考，反向思……

半夜裡，突然靈光一閃。

若是我不塗那百分之九十九，只塗那百分之一，那會怎麼樣？難道那麼大的傷口本身不會痛，只有傷口十點鐘的位置會痛？

愈想愈好奇，天剛亮，我就衝到醫院，把Mia叫醒，拉著她到治療室。

「陳醫師，你這麼早就來上班啊。」她媽媽被我吵醒，也睡眼惺忪地跟著我們出來。

「還親自幫我女兒換藥啊。」看來她很感動。其實我是要拉她女兒做試驗。

「Mia，張開嘴巴。」

「我還沒刷牙、漱口呀。」她怕讓我聞到不該聞的味道。

「沒關係。一下下就好。」我堅持。

我擠了一滴口內膏，輕輕地塗在十點鐘方向位置。

「試試看，吞一下。」我充滿期待地說。

「還有一點痛啊。」Mia嘴巴說痛，可是並沒有出現小籠包臉表情。

「怎麼痛法呢？」我說，「看你的表情還好啊。」

「就左邊還會有些痛。」

「有多痛？」我問。「如果不痛是零分，最痛是十分的話，現在是幾分的痛？」

「大概還有兩分。」她說。

「那好多了嘛。我看看。」我請她再張開嘴巴，再擠一小滴口內膏。

「十點鐘位置是你的右邊，現在你說左邊會痛，那我就在兩點鐘位置，幫你塗一滴。」

我邊說邊塗。

「你現在再試試。」

「耶！都不痛了。」雨過天青的笑臉又出現了。

這時，我心裡笑得比Mia還燦爛。

「真神奇，那麼複雜縫合的傷口，只要在十點位置點一滴，就可以減少八成的痛。比止痛針、吃藥有效多了。」

我一邊發簡訊給英政，告訴他這個發現，一邊讚嘆著跟她媽媽說。

由於這個無心的發現，讓打呼的病人，手術後吞嚥困難的問題得到解決。

因為只要塗一滴，所以病人或家屬容易操作。病人在每次吃飯前，自己照著鏡子張嘴、塗藥，就可以愉快地用餐。

就像打高爾夫球，若打在「甜蜜點」上，球就會飛很遠。因此我就命名這個十點位置為「甜蜜點」。

雖然現在我是以人工耳蝸手術研究，經常在國際場合演講，但打呼手術「甜蜜點」的演說，才是我登上國際講座的真正初體驗。

///

「怎麼樣？手術後吃得下嗎？」我問面前的這個大男生。

「可以，可以。沒問題，吃飯都沒問題。」這位頭髮長長的男生，一直都是笑臉迎人，露出白白的牙齒，很陽光。

「那要不要再拿一條口內膏回去？」我心裡滿是得意。

這「甜蜜點」的發現，實在造福很多人，一定包括眼前的這個大男生。

「不用，不用。」他連忙回答，雙手還搖個不停。「我都沒有用。」

「什麼……」我又吃驚，又失望，而且開始生氣，音調高了八度。「都沒有用？……」

他——他——竟然敢把我這麼好的發明，晾在一旁。

「醫師，我看到你在這方面的文章及研究。」他把臉整個往我這邊靠，刻意放低音量，怕被人聽到。「我有一個新的想法，想讓你做研究，寫成論文。」

「喔，新想法？」「你說。」我沒好氣地說。

「你那個『甜蜜點』可以登上外國雜誌。我這個方法更簡單。」他說。

「我就是發現這個方法，才可以不用口內膏，就可以無痛吞嚥。」

「真的？」我的好奇心又來了。

「你快說，快說呀！」「你用什麼藥？」我站了起來，坐不住了。

「可口可樂。」他祕密地說。

「可口可樂？？？」我有沒有聽錯？又嗆又辣的可樂？

「對，用可口可樂。」他很得意地說，因為這是他的發明。

「你可以大力推薦給病人用。」「而且不用浪費棉枝，也不用管傷口上的口水。」

的確，他說對了。傷口上若口水沒擦乾，口內膏很難塗上去。

「手術後，喝一大口可口可樂，仰起頭，囉囉囉囉漱口，用力吞下去，就可以了。」他邊說邊表演，意氣飛揚。

「可樂很刺激，碰到傷口會很痛、很痛耶。」我馬上就拒絕他這個餿主意。「誰受得了？」

「就是沒有任何食物比吞可樂還痛的。」他仍然振振有詞，極力推銷他的方法。「所以拿可樂漱口，再吞下去，在那種痛徹心扉的痛都經歷過後，吃任何東西都不算什麼痛了。」

現在，我們是不是該開始「如何自虐」的研究……

海外手術PK戰

我的所有手術都不用剃髮。
尤其是女生，剃光頭能見人嗎？

人工耳蝸的手術，昂貴又精密，因此手術的醫師的資格，是有限制的，並不是所有的耳科醫師都可以執行這項手術。

許多國外的醫師，他們為了取得執行這項手術的資格，就會到台灣參加我舉辦的手術訓練課程，學習這項手術技術。

為了病人安全起見，當我的學員學成回國，執行他們的第一次手術時，我通常會飛去他們的醫院，監督並協助他，完成他的第一次手術。

這時候，我通常都沒有刷手，只是站在旁邊，用嘴巴提醒主刀者，在該注意的地方，盯著他們安全地做完手術。

但是，有時，也會碰到我自己要刷手、上陣的時候。

//

那是一個大型的人工耳蝸活動，在某個國家的首都兒童醫院舉行。主辦單位邀請我去示範如何同時植入雙側人工耳蝸的手術。

我的信念是，只要是能夠提高台灣在國際醫學會上的能見度，我都願意參加。

尤其是手術示範這種最高等級、最榮耀的教學活動，通常都是由西方國家的醫師主持，我們都只有當觀眾的分而已，很難有機會表現我們手法細膩的一面。

由於這次的邀約，不僅是請我當演講者，同時也是示範手術者，所以我就很爽快地答應了。

還沒有出發之前，我就已經收到病人的所有資料，包括核磁共振掃描、電腦斷層掃描，以及所有的聽力學檢查結果。

她是一個五歲的女孩，雙耳極重度聽障。

我當面看到她的時候，發現她長得非常可愛，有著圓圓的臉，皮膚非常的白皙，還有那引人注目的肉肉臉頰。

雖然佩戴著助聽器，但是效果不好，講話也不清楚。確實是應該做人工耳蝸的手術，對她說話才有幫助。

//

跟家長的談話中，可以感受到家長對她的呵護。當然在這個開發中國家，有能力植入兩邊人工耳蝸的家庭，一定是非富即貴的。

我透過翻譯，告訴他們手術後會發生哪些狀況，以及應該如何照顧小朋友。

他們不懂英文，也透過翻譯跟我說，他們知道手術前要把頭髮剃光，但是他們太忙了，等一下就會帶她去理光頭。

這時，我心裡馬上跳出一個影像：圓圓的臉，白皙臉頰，配上一個大光頭，這不就是女一休和尚的樣子嗎？一定很可愛。

不過，我馬上回到現實面。

我告訴家長，我的特色就是手術後，就像沒開過刀一樣地自然，千萬不要去理頭髮。

他們有點狐疑，說他們認識的朋友，都去剃了光頭，才能夠做手術。

「我的所有手術都不用剃髮，尤其只把一邊頭髮剃掉，那是多麼難看。尤其是女生，剃光頭能見人嗎？」

第二天，當我進開刀房的時候，小朋友已經麻醉好了。

這裡的開刀房空間很小，塞入手術顯微鏡及種種人工耳蝸的手術儀器後，幾乎沒有轉身的空間。因此我非常擔心無菌的問題。

各位要知道，不是在自己的醫院開刀，大概只能發揮百分之八十的實力而已。就像準備聯考一樣，很多人臨場的分數，都不如模擬考的分數那麼好。

在別人的開刀房，用的都不是你習慣使用的器械，開起刀來都會卡卡的。因此要在其他醫院做現場示範手術，不僅僅要經驗豐富，而且還要是身經百戰的沙場老將，才不會當場出糗。

//

「這個手術，是由來自台灣的陳醫師主刀。」耳機傳來現場主持人的聲音，我知道開刀房與會議室的連線實況轉播開始了。

「過去幾天，各位已經看到，來自於德國、法國及澳洲的醫師所示範的手術。今天讓我們看看，台灣的手術跟他們有沒有什麼不一樣的地方。」

「什麼？」我聽得心裡嚇一跳，怎麼主辦單位在同一場會議，竟然找了不同國家的醫師來做手術？這不叫做ＰＫ，什麼才叫ＰＫ呢？

「絕對不能用標準的傳統方法開。」我告訴我自己。

本來考量到在外地做手術，也許只能發揮百分之八十的實力，因此我打算用傳統方式做手術，只求安全下莊。但一聽到這是跟別的歐美國家ＰＫ，我假如還是跟他們做一樣的手術，學員一定會以為我是跟他們學習的，這樣不會對我有印象，更別說是要為台灣爭光了。

「就用在台灣開刀所要求的高標準，完成這次的手術吧。」我小心地在耳後切開一個2.5公分的傷口。

「這是我看過世界上最小的人工耳蝸手術的傷口了。」耳機傳來主持人的評論。

「其實在台灣，有時候，我會用更小的切口。但是我要提醒大家，對於初學者，切口大小不是最重要的，安全做好手術，才是重點。」我透過麥克風，告訴坐在會議室的觀眾們。

「下一步，我要在顱骨為人工耳蝸磨一個床，讓主機可以躺在骨床上。」

「可是，我們過去看到的，都是先把乳突骨鑿洞，耳蝸磨開之後，再來磨床的呀。」有觀眾提出質疑。

「我覺得傳統這樣做不好。」我說，「因為我們的中耳及耳蝸都是被封在骨頭裡面。如果我們先把它們打開，暴露在外面空氣中，就已經讓它們處在不尋常的環境中了。這時才在顱骨磨個床，其所產生的骨粉及血水，一定會流進乳突腔洞裡，甚至連耳蝸都泡在髒水裡，對它們又會產生二次傷害。

「所以我都先把床磨好後，沖洗乾淨了，才會打開耳蝸，讓它們暴露在外的時間，愈短愈好。」

這時，我才發現，我眼前這台手術顯微鏡有「關節炎」，沒辦法喬到我所需的角度。

我只能移位到病人的另一側，像表演軟骨功一樣，曲身、扭腰、歪頭，並且蹲著馬步做手術。

當我把「床」磨好時，我的腳已經不太能夠聽使喚了。

回到病人做手術的那一側，我終於可以坐下來了。

「接下來，我要打開乳突骨。」我說，「通常大家都是用電鑽把乳突骨磨穿至乳突腔。而我則是要用鑿子把乳突骨整塊取下來。」

「你為什麼要這樣做？」

「你會從哪裡開始敲，才不會敲到腦裡面去？」觀眾提出很多的好問題。

「因為用電鑽把骨頭磨開，骨頭都變成粉了。這時，乳突腔洞開，以後顱骨就永遠有個洞。若是用我的方法，把骨頭整塊敲下來，開完刀後，再把取下的骨頭蓋回去。這樣乳突骨就會長回去，顱骨就會恢復原狀。我不希望在小孩子的身上搞了一個破壞後，不去設法恢復原狀。我總是盡量想辦法把他身上的東西留下來。」

為了示範如何安全地取下乳突骨，我踩了一下椅子的踏板，想降低一下椅子的高度，讓我坐得正一點。

不料，這踏板是壞的，椅子高度降不下來。

這下慘了，我痠痛的腰、腿還沒有從剛剛的軟骨功恢復，就要用類似眼鏡蛇的姿勢：上半身直直向前傾，屁股向後翹，勉強坐在過高的手術椅上；下巴往外伸展，如此，才能將眼睛靠著顯微鏡。

這就像是坐在吧檯邊的高腳椅，但是吧檯桌面卻太低，非得彎腰，趴向吧檯喝飲品一樣。

我就以這種在會議室中觀眾看不到的古怪姿勢，成功地取下乳突骨。而我付出的代價就是上半身已經直不起來，整個腰部變得僵硬不已。

再來就是找到顏面神經，打開耳蝸上的圓窗，把電極植入。

尤其是要表現出保留殘存聽力的高度精密技巧，我需要把顯微鏡調整到最高倍數。

有「關節炎」的顯微鏡，加上壞掉的手術椅。這時的我，只能坐椅子的三分之一。

三分之二的重量，靠腿支撐，還要維持雙手在顯微鏡下操作不顫抖，在零點一公分的範圍內手術，真是痛苦萬分。

我好幾次想停下手術，暫時休息，讓我的腰、背放鬆一下。但是一想到外面的數百隻眼睛正盯著螢幕，我又頂著台灣來的專家頭銜。

我只好咬著牙，豁出去，把手術按照我的高標準完成。

此時，我的整個腰、背的肌肉都是僵直著，完全無法挺直身子。

我只能用雙手從後方向前頂著尾椎，以四十五度鞠躬的姿勢，慢慢地離開手術室。

//

身體是痛苦的，但是，結果卻是非常甜美的。

第二天早上，我們去看病人的時候，許多家長都圍著我們的病人在看。

只有她不是光頭，仍有一頭的秀髮。
她已經下床在玩遊戲，完全看不出來昨天才開完刀。

「我孩子的另外一側的手術，我們要指定台灣的醫師來幫我們做。」
聽到家長們提出這樣的要求，我的腰痛就好了。

愛馬仕夫人

她是不是痛昏過去了？怎麼都沒有發出聲音？

清晨四點，窗外下著大雨，夾著隆隆的雷聲，顯得這個暗夜非常的不寧靜。開刀房內，總醫師正聚精會神地處理一個顏面骨折的急診病人，我在一旁幫忙拉鉤。

呼叫器響起，值班護理師看了一下呼叫器上面的號碼。

「怎麼又是急診室在找？」「今天怎麼這麼旺，早知道不要跟別人換班。」她咕噥著。

「幫我打電話給急診室，問問看是什麼狀況。」總醫師說。

護理師打完電話之後說：「急診有個臉部單純割傷的病人，需要縫合。」

「這麼小的事情，怎麼急診自己不處理？」「急診室不知道我們正在忙嗎？」總醫師不滿地說。

「急診室說，病人要求一定要整形外科醫師來縫合，不給他們縫。」「而且這個病人，上面有人打電話來關照。」

「陳光超，你下去看看。」總醫師下令。

我那時候是最資淺的住院醫師，在開刀房裡面扮演的角色，就是幫人拉拉鉤，連幫忙擦擦血，都輪不到我。

用「無足輕重」四個字，就可以準確地描述我在開刀房的地位。

我退出了手術台，解開手術衣，看看我那完全沒有沾到血的外科手套，在手術燈的照射之下，它的鵝黃色顯得非常的寧靜無辜。劍尚未出鞘，就已無路用。脫掉它之後，心裡有著大大的遺憾。

因為跟了大半夜，站了兩台急診刀，連血都沒有摸到。

本來期望這台手術結束時，應該天已經亮了。屆時，估計長官們都已經累了，沒力氣關傷口，那時，我就有機會可以練習縫一下皮了。

哪知總醫師叫我下去，這整夜不就白站了？

「嗨嗨嗨嗨嗨，你今晚怎麼樣？」在醫院空蕩蕩的走道上，碰到同是耳鼻喉科的老楊。雖然是凌晨，但是他看起來精神抖擻，笑容滿面。

「別提了。一整夜，連血都沒摸到一下。哪有機會動手，練習整形外科的縫合。」我說。

我們雖然是耳鼻喉科的，但是我們的老師，要求我們一定要去胸腔外科、整形外科以及神經外科去輪轉訓練，學習一下其他科的知識和技巧。

「今天值班好爽，賺到了，插了好幾根胸管。」老楊很得意地說。

他是輪轉到胸腔外科。「不過急診室那個病人，我剛剛有瞄到，臉上是要縫的，你就不會白值這個班了。」

「想得美喔。」「人家要求必須由整形外科的醫師來縫傷口，絕對不可能願意拿自己當練習品，讓我這個耳鼻喉科菜鳥來縫。」我是完全不抱希望了。

//

眼前的這位女士，燙捲的頭髮因為被雨淋濕，亂七八糟地捲伏著。臉上的血跡，彎彎曲曲，夾雜著泥沙，就像岩漿流過一樣。

不過，在這狼狽的外表下，你可以輕易地發現，她不是一般的販夫走卒。她的五官非常細緻，皮膚保養得很好，配上有雲形花紋的絲質套衫，明白顯現貴婦的級別。

最特別的是，她的談吐、態度。假如我是個女孩，無瑕的臉上，出現一個那麼大的傷口，我早就崩潰了。

可是她……出奇地鎮定。

「我不要打麻藥。」她一見到我就說。

「有人告訴我打麻藥，疤會比較大。」

「這個我倒不知道耶。」「外科醫師能做的事，就只能把妨礙傷口生長的因素盡量去掉而已，並沒有辦法讓傷口好得快又美。」

我試著用很專業的話術回答，掩飾自己是個菜鳥的心虛。

「我觀察到你的傷口裡面有些沙子。這些沙子假如沒有清乾淨的話，將來就會有tattoo。」

「tattoo？」

「你是說紋身？」

「是的。」「這些沙子沉積在傷口下面，會讓傷口看起來有些顏色。」「尤其你的皮膚這麼白皙，這個顏色將會很明顯。」

「喔？」她鎮定的眼神裡面，露出了一絲絲的疑慮。

「傷口縫得再好，你所擔心的疤痕，也會因為這個顏色而顯得明顯。」我裝作很專業地補上一句。

「看來，我堅持要整形外科醫師來縫是對的。」「這點，我倒是沒有想到。」「你是整形外科的醫師嗎？」

這……這就很難回答了。

假如回答「是」，我卻明明來自耳鼻喉科，這樣回答表明是撒謊。

若說「不是」，我不僅會失去這個機會，而且她一定會很生氣。

明明貴為ＶＩＰ，醫院卻還派一個阿貓阿狗的人來。萬一她去投訴，連總醫師都會遭殃，被上級責怪。

「是的，夫人，我『現在』是在整形外科。」我想出這個回答，並刻意不強調「現在」這兩個字的語氣。

這個回答，完全沒有撒謊，而且符合事實，因為我要來整形外科三個月。

「那我該怎麼辦？」看來她是相信我了，沒有再追問我的經歷、專長。

「我認為把傷口裡面的沙子清乾淨，是讓傷口漂亮的最重要步驟。」「但是你要同意我打麻藥，因為清洗的過程非常不舒服。」「而且麻藥不會傷害你的傷口，也不會讓疤變得比較大。」

「我不要打麻藥。」她還是堅信不打麻藥，會讓傷口長得比較漂亮。

「那樣很殘忍，因為我要用刷子，把你傷口裡面的沙子刷乾淨。」「那將會很痛的。」

「我可以忍。」為了愛美，她不理性地堅持著。

我先把她的臉，用清水洗乾淨，再用乾淨的綠色無菌洞巾蓋住，只露出不規則的傷口。

「深呼吸，我要剝開你的傷口了。」

我怕她會痛得大叫，嚇壞別人，先對她預警。

隔著消毒布巾，我聽到她好像被裝了滅音器，只有低沉、模糊「嗯」的一聲。

我拿著二十一號針頭的注射筒，裝滿生理食鹽水，向著傷口深處沖水。

有研究顯示，用二十一號針頭沖水，它的清潔效果是不用針頭的一百倍。也就是說，戴著二十一號針頭沖水每十西西，就有用水一千西西澆灌、清洗的效果。

接著，我用一支粉紅色的軟毛牙刷（不用懷疑，真的是牙刷）。一邊沖水，一邊輕輕刷洗看起來黑黑髒髒的傷口。

一直刷到所有的脂肪，都顯現出原本該有的鮮黃色為止。

「你還好嗎？」因為消毒單只露出她的傷口，我完全看不到她的表情。她是不是痛昏過去了？怎麼都沒有發出聲音？

「幾乎已經洗乾淨了喔。」

「……」她還是處在靜音模式，沒有回答。

「將來傷口應該不會有tattoo了。」

終於，消毒單下面傳出來一聲回應「嗯」。

「我再檢查一下裡面的傷口，就可以縫合了。」

這時，我注意到她一直緊握的拳頭，稍微放鬆了。

「喔，還有一粒很小的沙子。」

她既然可以為了愛美，可以忍耐這麼大的痛苦，那我當然要配合她，把傷口洗到完美。可是這粒沙子實在太小，怎麼沖、怎麼刷都洗不掉。

這時，她原本已經放鬆的拳頭，不僅握得比以前更緊，而且還青筋暴露。

我拿起小尖剪，把它連脂肪粒一起剪掉。傷口深處終於只剩下鮮純無瑕的脂肪。

傷口要長得好、長得漂亮，並不是外面縫得好就可以。

若是疤要細、要小，又要平，關鍵在於有沒有把傷口裡面的內層，對齊、縫緊。

這個步驟要是沒有做好，疤痕將在幾個月後，會慢慢變寬、變大。

我小心地用零點零零一公分細的合成線，每零點二公分縫一針，先把脂肪層縫起來。

當脂肪層縫好之後，皮膚表面的傷口，幾乎已經併靠在一起，形成一條漂亮的直線，簡直就不需要再縫外層。

我遵循整形外科師長教導的方法，用零點零零七公分的尼龍線，在外層傷口的右側零點二公分處進針，隨後準確地在傷口左側零點二公分處出針，完成第一針的縫合。

重複精準地每隔零點二公分縫一針，像繡花似的，把外層傷口一針一針地縫好。

當最後一個手術結綁好之後，原本歪歪斜斜的傷口，已經變成平整對齊的漂亮直線，令我非常的滿意。

當我把傷口旁邊的優碘擦乾淨後，映入眼簾的畫面就是，在看不到毛細孔的白皙皮膚上，被鑲上了一條精細的拉鏈。

仔細看這個縫好的拉鏈，橫軸的傷痕與縱向的縫線，前後、左右、上下，全部精準的對稱，簡直就是一條由名牌愛馬仕（Hermes）商標H排列而成的高級奢侈品。

她回家後，一定會為她的容貌受損而唉聲嘆氣，但我希望她能正面思考，欣賞我精心送給她的愛馬仕。

把消毒布單掀開，她原本已經乾掉的衣服，顯然是因為忍痛的關係，又再度被冷汗浸濕。

「誰陪你來的？」

「Anita，我的貼身員工。」
「外籍祕書？」
「算是。」「她是幫我背電話的。」
這時，我才注意到Anita肩背一個沉重的牛皮方形包，上面掛著一個聽筒，並有一條彎曲捲捲的線，連到牛皮包內的主機。牛皮包一樣被雨淋濕，還有一些血跡。
哇，那時我們還在使用呼叫器，人家已經在用「手提大哥大」，而且還專門雇外傭背著。
「Anita，你每天要用乾淨的棉花棒，沾生理食鹽水，把夫人傷口上面的血跡及痂皮，輕輕地清理乾淨。這樣，將來疤痕才會看不清楚。」
「一天要幾次？」Anita問。
「一到兩次。」「不用蓋紗布，不要塗優碘。直接讓傷口面對空氣，傷口上面只要塗上一層薄薄的凡士林即可。」我交代Anita。
「我就是因為天氣太差，飛機誤點，才趕著半夜回家。」
「都怪背電話的Anita，下大雨還不注意，才會摔一大跤。」「真倒楣，我拿著聽筒，正在聯絡國外客戶，就這樣一起被拖下去，臉剛好撞到這個角。」

她指了指沾著血跡的手提電話，臉上露出又生氣又難過又懊惱又……的複雜表情。她一定氣壞了。

我決定安慰一下她。

「傳說，關公刮骨療傷的同時，還可以下棋。」「我覺得他還不夠厲害。」「你比關公還能忍。」「實在太佩服你了。」

「一個女人的臉毀了，你能體會我的心情嗎？」「你難道在暗示你是華佗？」

她顯然不能接受我這樣白目的安慰方式。

//

如往常一樣，在開刀房跟刀，呼叫器又再響起。這一次不是急診室在找，而是主任的門診在呼叫我。

「夫人很滿意你在急診的處理，特地帶個禮物要送給你。」主任笑嘻嘻地跟我說，顯然他也覺得很有面子。

他的座位下面，放了一個比我得到的，還大的禮物。

「董事長夫人，這位陳醫師，來自耳鼻喉科，不管來自哪一科，只要進了我們整形外科，我一向嚴格要求……」主任轉頭跟夫人說。

「耳鼻喉科？」夫人的心情，隨著認知到我不是正咖整形外科醫師的「惡耗」，開始由晴轉多雲。

不過，此時，她臉上的愛馬仕拉鏈，卻隨著她不爽的臉部表情肌肉扭動，變成彎彎的微笑曲線，偷偷地給了我一個讚。

林志玲之眼

尚待執行的手術，
在我腦海裡面，卻已經執行了數百遍。

「嗨，光超老弟。」聽到有人用這麼親暱的方式跟我打招呼，在門診還真的不常見。是誰會用這樣的方式跟我打招呼呢？我把視線從電腦螢幕移動到這位頂著大光頭的女士身上。

她的眼睛笑起來瞇瞇的，露出白色整齊的牙齒，看起來非常開心。

「你是娜姐？」她用她的光頭點點頭。

她是擁有一大堆頭銜，十大傑出女青年、國大代表、中廣主持人的石元娜小姐。

我簡直不敢相信。「你是娜姐？你怎麼了？」我指了指她的頭。

她顯然剛剛動過開腦的手術。因為在她非常白的頭皮上面，有一個很大的、呈拱門狀的傷口。

「光超，我表演一個特異功能給你看。」

她沒回答我的問題，反而把頭低下，只見很多的清鼻水，瞬間從右鼻孔流出。

這種情形叫做鼻脊髓液漏，就是鼻子與腦部不該通，卻相通了，使得腦脊髓液經鼻子流到外面。

「娜姐，你別鬧了。這事情很嚴重的。」

我們馬上就檢定出娜姐的鼻水內，是含有糖分的。

即娜姐的鼻水，不是一般的流鼻水，而是腦脊髓液。因為普通流的鼻水是不會含有糖分的。

「不然，你要我怎麼樣？」「表現出很難受、很愛哭的樣子嗎？」娜姐還是很開心地回答。完全看不到恐懼憂慮的神情。

「這傢伙也未免太天真了吧，不知天高地厚，沒有醫學常識。」我心裡這樣咕噥著。

娜姐說：「我知道我的情形很嚴重，若是不處理，遲早會得腦膜炎。」「否則我怎麼會甘願去剃個大光頭，讓腦門挨一刀呢？」

原來娜姐是因為有鼻脊髓液漏，才去開腦的。而不是因為開腦，造成鼻脊髓液漏的併發症。

「神經外科醫師已經盡力了。他把我的腦前額葉小心地抬起來，用人工腦膜修補我頭顱底部破洞的地方。」「開完刀之後，就不再流水了，手術很成功。」

「但是最近又開始了。」「他們認為我可能異於常人，在一個非常旁邊的位置又破了一個洞，這次沒有辦法靠開腦來修補。」「所以我就來這裡找你了。」

「娜姐，開腦是大事，手術後又復發，你幹麼那麼開心啊？」

我覺得病人碰到這種情形，應該要很沮喪才對。

「這是我生平第一次頂著大光頭，機會難得。」「照鏡子時，我覺得這個樣子也滿可愛。」

這倒也是。這是我第一次看到娜姐剃光頭，剛剛差點還認不出來。而且白色的頭皮，大大的光頭，瞇瞇的笑眼，配上燦爛的笑容，還真的挺可愛。

「單單用開腦的手術，是不夠的，鼻水還像瀑布的在流……」娜姐又要搞笑地表演一下流鼻水。

「你不要這麼不在乎啦。這是個難題耶。」「生命交關的難題耶。」我再提醒她。

「親愛的，」娜姐標準的打招呼方式出現了。「我的特異功能，讓我在又發生鼻漏的時候，就想到要來找你。」「它告訴我，你一定可以解決我的問題。」

「你講話正經點。真的，假的？」這下，輪我求她。

「我沒有做過這樣的手術。」「你假如真的要我做的話，將是我的第一例。」「第一例的意思，你懂吧？就是我的試驗品。」我正色嚴肅地告訴她。

娜姐仍然笑嘻嘻地說：「當你的第一個案例，我有這麼榮幸。」

她就這樣，笑笑地把她的生命交到我手裡。

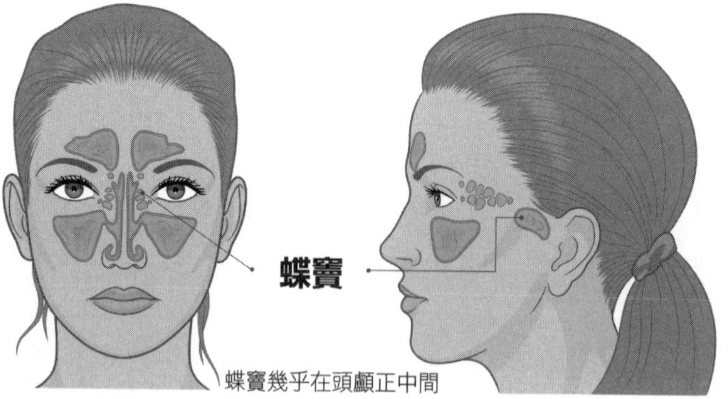

蝶竇幾乎在頭顱正中間

神經外科醫師懷疑娜姐的鼻漏來自於蝶竇。蝶竇是位置最深的鼻竇，幾乎就在整個頭顱的正中心。

它就像一個沒有窗戶的房間一樣，以右蝶竇而言，從右前方有一扇小門可以進入。進去之後，是一個四周由骨頭圍成的空間，裡頭又有幾個小隔間，視神經跟頸動脈就貼著右側牆壁通過，構造很複雜。

所以一般鼻竇炎的手術，最可能發生嚴重併發症的，就是在做蝶竇的手術。一不小心，不是眼睛瞎了，就是大出血，中風死亡。

接下幫娜姐開刀的任務之後，接下來，我無時無刻都在想娜姐……應該是說，在想娜姐的鼻竇。

就這樣，尚待執行的手術，在我腦海裡面，卻已經執行了數百遍。

娜姐的問題就像颱風天時，窗戶破了，風雨一直灌進來。又不能出去屋子外面修，唯一的辦法就是，想辦法從屋內把窗戶遮擋起來。

那麼，修補的材料呢？「拿一塊比窗戶面積大的塑膠板，固定在窗戶框外側。」這時，外面的風向屋內吹時，由於塑膠板的面積比窗戶大，使得塑膠板緊緊卡在窗戶外框上面，可以阻斷風雨的侵襲。

我的腦袋一直在思考這些有的沒的問題，不斷地自問自答，無時無刻不在進行沙盤推演。

只要一進屋子，就自動進入娜姐的右邊蝶竇世界，想像裡面一切可能的狀況。

那段期間，由於太常注視房間內的牆壁及窗戶「發呆」，旁人都以為我心不在焉。其實剛好相反，我不僅沒在發呆，反而是不斷地藉著房間內牆壁窗戶的關係，反覆思考娜姐蝶竇內的骨壁（牆壁）與破洞（窗戶）的對應關係。

整整數個禮拜，我就生活在虛擬與真實世界之間。

人是住在家裡，心卻是睡在娜姐的右邊蝶竇裡面。無數的問題不斷浮出，而各種不同的解答，也不斷地湧入了我的想像世界。

就在我的「人生」全被娜姐糾纏住時，娜姐本人倒是開心得很，照樣做節目，照樣過生活，還可以開心地梳理她那其實還不需要整理，剛長出來的短髮。

「反正，我就當一個快樂的實驗品唄。」永遠樂觀的她，輕鬆地對著一個頭兩個大的我說。

//

實戰的時刻終於到了。

我決定採用內視鏡手術，來處理娜姐的鼻漏。

蝶竇的手術，最危險的就是會傷到視神經及腦動脈。一般來說，我們都會對這兩種組織閃得遠遠的。

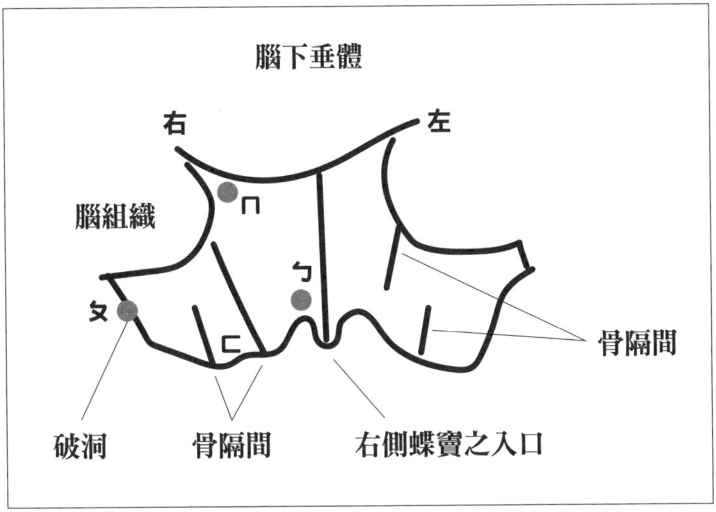

因長得像一隻蝴蝶，而叫做蝶竇。

手術進行之方向，從ㄅ→ㄆ，要一路把頭骨磨開。

ㄅ：右側蝶竇之入口。
ㄆ：破洞在最旁邊之「儲藏室」。
ㄇ：視神經。
ㄈ：腦動脈。

但我覺得最危險的地方，就是最安全的地方。與其無時無刻都在擔心，撞到這些組織；不如直接面對它。把它們先找出來，確定它們的蹤影、位置之後，我們就可以放心、大膽地去尋找娜姐的破洞。

通常視神經都是被鼻竇骨頭包埋、保護著，就像走在牆壁裡的水管一樣。

我小心地擠進蝶竇的小門之後，先將「門」擴大，以便尋找視神經。剛開始，就像我想像中的一樣，房間裡積滿了腦脊髓液。排除「積水」之後，我換了三十度的內視鏡，當作是探照燈，伸入蝶竇，觀察「地形」。

蝶竇內部因長期泡水的關係，早就已經變形，黏膜就像泡過水的地毯一樣隆起。

我轉向上方觀察，看到天花板懸掛著一條脫落的電纜線。這條狀似電纜線的東西就是娜姐的視神經，而它竟然沒有被骨頭包覆、保護著。

小心清理了這個「房間」之後，也順利找到了腦動脈的位置，但是並沒有看到任何漏水的地方。

「前進另一個房間。」

我利用視神經與腦動脈中間的空間，殺開一條血路，把骨頭磨掉，進入蝶竇中最旁邊的隔間。

這是我生平上萬次的手術裡面，第一次進入到這個地方。

很少很少有耳鼻喉科的醫師，會開刀進入到這麼深且這麼旁邊的蝶竇裡面。

我在這全然陌生的環境內，用內視鏡張望了許久，卻仍然看不到出水點。

「難道我們的運氣，真的這麼不好嗎？」「出水點真的是在我想像中，最困難處理的儲藏室內嗎？」「不入虎穴，焉得虎子。」「我們去打開儲藏室吧。」

想到要深入陰森的敵方，充滿凶險。我腎上腺激素大量分泌，心跳加速，全身肌肉緊繃。

謹慎地磨開「儲藏室」的牆壁，裡面是伸手不見五指的昏暗。

把內視鏡伸進去觀察，裡面充滿了縱橫交錯的纖維組織。就像從來沒有人進去的房間裡面，累積大量的灰塵，而且滿布交錯的蜘蛛網一樣。

沒想到這台手術的進行，就像在看電影一般。

可惜的是，這不是一部有趣的電影，而是一部恐怖片。

把裡面的蜘蛛網一一剪除，灰塵清乾淨。

我心裡想著，恐怖片裡，鬼都是從最陰森、最昏暗的地方跑出來。這裡應該就是有鬼的地方了，結果還是沒有看到漏水點。

這下，我沒有「步」了，因為這裡已是我的應變計畫裡，所設想的最糟最糟情形。

我的肚子裡，已經沒有其他任何的腹案，來因應這個情況。

「娜姐，對不起，你要白挨一刀了。」我心裡有一點慌了。

「娜姐，你怎麼連當個實驗品都不配呢？」「不是我手術不好，是你這個人不好。」

「你是個不懷好意的實驗品。」我開始把我所有的沮喪、挫折，全部歸罪到娜姐身上。

我絕望地抬起頭，看看坐在前方的麻醉姐姐。我希望從她那裡得到一個安慰的眼神。

不料，她卻轉動她的眼睛，把我的視線帶到開刀房的時鐘上，暗示我：「你看，看現在幾點了？」「你開刀開太久啦！」「你到底會不會開？」

我突然靈光一現。

「麻姐姐，請你把病人的頭位降低。」「我要病人躺成腳高頭低的姿勢。」

我想到，可能是頭位高的關係，腦組織往下沉，堵住了流水的洞口。

我再度用內視鏡，觀察了這個儲藏室。

這次，我終於看到有水不斷地從儲藏室湧出，而源頭似乎真的來自於牆壁上相當於窗戶的位置，這是神經外科用開腦手術也補不到的地方。

我慢慢地把相當於壁紙的側壁黏膜剝掉。剎那間，看到蝶竇最側壁白白的骨頭上，有一個非常圓的洞。

大量的腦脊髓液，正不斷地從這個洞口流出。

終於給我找到元凶了。

//

這個洞圓得非常漂亮。它就像世界末日後，密布烏雲的天空，突然出現的太陽一樣。

我的心情也立刻被陽光普照，非常興奮，而且終生難忘。

接下來，就按照我在夢中，已經演練數百回一樣的，取下中鼻甲骨頭，把它當成塑膠板一樣的彎曲，穿越圓洞後，讓彎曲的它展平，緊緊地卡在圓洞的外牆。馬上，脊髓液就不再往蝶竇裡面漏了。

這時，時鐘剛好下午六點報時，好像在為娜姐及我慶祝一般。

三個月後，我們用內視鏡檢查娜姐的「儲藏室」蝶竇。令我朝思暮想的超美麗圓洞，因為已被新生的骨頭填滿，而不可復見。

當然，娜姐也沒有再出現鼻漏的症狀，我也沒有再看到過娜姐頂著光頭的模樣。一切的一切似乎都沉入腦海，成為了回憶的一部分。

只有——

「親愛的，光超老弟……」娜姐標準的打招呼方式又出現了。

這個可不是在記憶中，而是還在現實生活中，一直在發生。

【後記】

／石元娜

今天，要不是光超弟這篇文章往事重提，我幾乎都忘了這位救命大恩人在二〇〇九年，把我由死神手中搶救回來的大德。

因為完美的手術後，我享受著重生後的美好生活。在沒有後遺症的情況下，我根本忘了自己曾徘徊在生死邊緣。

上天疼惜，讓我遇到生命中的天使。第二次鼻漏復發時，腦神經外科醫師告訴我，他無法把我的頭骨切開後，在腦中翻找漏水處。

在這個無解的當下，勇敢的光超弟伸出了援手。

他坦白告訴我的家人，如果他接下我的case，那將是他第一次動此手術。可是在冥冥之中，我就是相信，交給他，就對了。

當然，事後我才知道他在手術實施前，如此辛苦地演練，再演練，把所有可能發生的狀況都思慮再三，想妥對策，甚至連睡夢中都在執刀，為我做手術，這讓我對「杏林春暖」，有了更深一層的體會及認識。

手術後，他每天巡房成了我最期盼的時刻。除了又可以看到我帥氣的救命恩人之外，還可以聽他每天帶來的笑話、故事。

他爽朗的笑聲感染了我身邊來探視的親友。說句不誇張的話，還有朋友硬是想出自身與耳鼻喉有關的毛病，就是為了想要成為光超醫師的病人。

每每與光超弟聊到我第二次鼻漏，他花了很多時間，苦尋修補的漏洞時，他總會形容說：「那個洞很深、很圓、很美，但卻很難觸及到。」

「光超，我們不要老是講那個洞、那個洞的。」「我們乾脆幫它取個貼切的名字，讓人一看就懂。」

光超覺得這是個非常有趣的提議。很多醫學名詞都用人來命名，如巴金森氏症、唐氏症等等。

「那我們也找個名人來命名那個洞吧。」光超說。

我馬上想到當時大紅的模特兒志玲姐姐。「林志玲之眼。」我脫口而出。

「為什麼是林志玲呢？」光超不解地問。

「因為林志玲只能（在電視上）看得到，很難摸得到呀。」

我的腦脊髓液外漏問題被光超弟精湛的開刀技術治好了，至今十二年，我過著無慮的生活，也早回到廣播工作崗位。

但這個我們暱稱為林志玲之眼的，至今還是一個無法解答的謎。

輯四

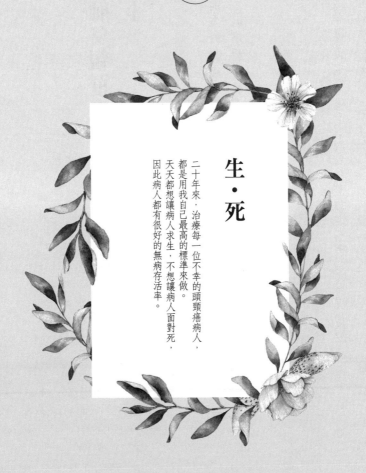

生・死

二十年來，治療每一位不幸的頭頸癌病人，
都是用我自己最高的標準來做。
天天都想讓病人求生，不想讓病人面對死，
因此病人都有很好的無病存活率。

當外科醫師父親罹患膽囊癌、心肌梗塞、大腸癌（上）

爸一生經常割別人的肚皮，自己卻很怕痛。我知道他怕痛，但是救命最重要。

剛剛結束一個越洋電話會議，確定下週六在密西根大學附屬醫院的訪問行程。電話響了，是我家真正的領導——媽媽打來的。

「你爸，要你帶一些安比西林回來。」

說完，電話就掛了，似乎完全不能商量。

//

我想安比西林可是一種抗生素，怎麼可以亂吃？何況在台灣，縱使真的有需要吃抗生素的話，吃安比西林，也沒什麼效。

於是，我再打電話回去，問她老爸到底想要幹什麼。

「他說他自己是醫師，叫我不要多問，只是要你拿他要的藥回來就是了。」果真是老爸的一貫作風。

「電話拿給他聽。」我說。

「不要大驚小怪的。我只是要拿點藥而已。」一向討厭講電話的老爸，不耐煩地說話了。

「你為什麼要拿藥？現在健保管那麼嚴，哪裡是你想拿藥就可以拿到的。」

我不是不願幫他去病房搜刮病人用剩或是沒帶走的藥，而是他指定的藥，在病房幾乎已經沒有在用了。

「這方面，我比你專門。我摸到我自己有Murphy's sign（墨非氏徵狀）而已。」

「Murphy's sign!」我大吃一驚。

「Murphy's sign不是代表有膽囊炎嗎？怎麼說只是……而已……呢？」

「咦，我又沒有說我不治療。我已經要你帶藥回來給我了。」「這我比你專門。」身為腸胃外科醫師的爸，又強調了一遍。

「膽囊炎會演變成敗血病，拖到那時候，會鬧人命的。」

我要我媽把那百般不願意的老爸「押」到急診室。

超音波檢查果然發現是膽囊腫大，符合急性膽囊炎的診斷。

老爸的身體有問題，我當然要在他身邊，但我再五天，又已排定到美國的行程，真是兩難。

最好能簡單處理，不住院。既符合老爸本意，又不影響我好不容易才排定的重要訪問。找了內科醫師來會診。內科醫師建議住院，掛點滴，並跟我說：「打抗生素治療即可，有百分之八十會好。」

外科醫師也來會診，但卻建議手術切除。因為抗生素治療，有百分之二十不會好。

//

以數學來說，兩個講法是一樣的。一個說百分之八十會好，一個說百分之二十不會好。但是以治療而言，一個只要住院，另一個卻要開刀。

我問一下當外科醫師的老爸，問他想要怎樣。

他，就像標準的外科醫師一樣，立馬決定要開刀。

那麼，要找誰幫我自己的醫師老爸開刀呢？

平常有人拜託我幫忙介紹醫師，我覺得很容易，打一通電話就可以解決。現在要幫我自己的爸爸找開刀醫師，突然變得很困難。

我腦中浮現了幾個人選，但我都沒有把握。

打電話給麻醉科的朋友，「你們麻醉科每一個開刀房都要去。每個醫師的刀法，你都看過。你建議膽囊找誰開呢？」

「蘇爸呀。」「他剛剛還在幫一位部長夫人做手術。」

「對吼。」我怎麼沒有想到蘇爸呢？

總統來看我時，也常提到要去找蘇醫師。

有他幫我爸爸做手術，我是一百個放心。

我趕快跑到恢復室，把蘇爸拉到急診室。蘇爸自己動手再做一次超音波檢查，確定是膽囊發炎腫大。

但是，他說這個有點奇怪，跟一般的膽囊炎看起來不太一樣。看到總膽管擴大，卻又看不到有石頭。電腦斷層掃描及內視鏡檢查，也都看不到在膽管出口處有石頭。

他說假如是普通的膽囊炎，就可以用內視鏡進行膽囊切除，第二天就可以回家了。

「太好了。這樣，我週五就可以去美國密西根州了。」心裡暗自竊喜。

我們立刻決定第二天早上動手術。

既然是一個小手術，我就沒有更改我原定的手術排程。

在我父親動手術的同時，我就在隔壁房間，進行另外一個癌症大手術。

幾個小時過後，還在努力開刀中的我，心裡覺得奇怪，怎麼這麼久了，還沒有我爸開刀結束的消息？不是一台小手術嗎？

「流動護士，去隔壁幫我看看。」

她出去一下，馬上就回來。

「主任，蘇爸要你過去看看。」

「什麼？要我過去看看？」我心知不妙了，因為我也會這樣叫家屬進來看看，假如我碰到非常棘手的問題。

於是，我只好放下正在進行中的手術，脫下手套、手術衣，走到隔壁房間。

只見內視鏡螢幕上，嫩紅色的器官及藍紫色的靜脈血管縱橫交錯，手術視野乾淨清楚，就像教科書上的照片一樣。蘇爸果然是肝膽大師。

「陳主任，你爸爸的膽囊跟肝臟黏得很緊，用內視鏡應該分不開。不把肚子打開，恐怕會拿不乾淨。」

「怎麼打開？」

「沿右側肋骨下緣斜切，約二十公分。」

「那明天不能出院了？」

「當然不能。要住一週。」

「你確定一定要剖開肚皮？」

「確定。」

「好吧。你是主刀者，一切聽你的。拜託你了。」

嘴巴雖然這麼說，心裡還是覺得有點後悔找蘇爸來開刀。要是找其他大膽一點的人，敢用內視鏡把膽囊跟肝臟扒開，明天就可以出院，我就不用改行程了。

我重新刷手，回到自己的開刀房。一方面繼續之前的手術，另一方面，請人聯絡航空公司，取消所有機票。

這時的我，心情煩亂至極。

手上切的是一個巨大的口腔癌腫瘤，頭腦裡想的是如何跟密西根州大附屬醫院解釋，心裡又掛念隔壁我爸的手術。

魂魄似乎都不在我自己的身上，真的叫做行屍走肉。我對自己沒有什麼知覺。

//

不知過了多久，突然，我房間的門被推開。

「陳主任，標本拿下來了。蘇爸請你看一看。」

我轉頭看了一眼，不敢相信。

「這是誰的？」

「你父親的啊。」

「這是膽囊？」

「是呀，這是你父親的膽囊。」

怎麼可能。沒吃過豬肉，也該看過豬走路。雖然我是耳鼻喉科的醫師，但是不管是有病或沒病的膽囊，我也看了無數次。

眼前，我看到的明明就是一個放了太久而壞掉的釋迦。凹凸不平的表面，黑黑爛爛黏黏的，裡面則是白色的軟肉，混雜著一些黑色的點。

完全跟我看過的膽囊不一樣。

這下，我坐不住了，立刻放下手術刀，脫下手套及手術衣，帶著我爸爸的膽囊，跑到隔壁找蘇醫師。

「蘇爸，這是怎麼一回事？」「蘇爸，發炎的膽囊絕對不是像這樣子！」「是不是有『大』問題啊？」（我用「大」問題來問，是不想把「癌」這個字跟我爸連結在一起。）

「這個跟我們預期的看起來很不一樣，所以要送冷凍切片檢查。」

「你就明說吧。你認為這是不是就是一種癌症？」我還是把「癌」這個字說出來了。

「我們還是等冷凍切片的報告吧。有時候膽囊壞死了，也會看起來像這樣子。」蘇爸顯然想把緊張氣氛降溫。

也只能這樣了。

我又回去重新刷手，換上新的手術服，把這位口腔癌病人尚未完成的手術做完。

當我自己的手術完成之後，我爸的冷凍切片報告竟然還沒有出來。

經過不斷的溝通、催促，我才知道，原來三位病理專科醫師沒有辦法得到診斷的共識。兩位認為是惡性的，一位認為是良性的。怎麼辦？

蘇爸說，因為冷凍切片的報告不是全然可信，是不是先把肚皮關起來，等到正式的病理報告出來再說？

我堅持不同意。

因為，我知道一旦肚子關起來，過了幾天，若知道是惡性，那時再開刀，因為內臟沾黏的關係，病灶絕對看不清楚，也拿不乾淨了。所以我要求蘇醫師，直接把它當作惡性處理。有事情，我負責。

蘇醫師說不行。因為一旦是惡性，要連肝臟及大腸都得切除，是很大的手術，也會有生命的危險。而且事前也沒有做切大腸的洗腸準備，術後感染的機會極高。

我深知身為外科醫師的老爸，假如已從全身麻醉中清醒，能夠自己做決定，他一定會是做跟我一樣的決定。

「蘇爸，不管多危險，麻煩你加班，就當作是癌症，把肝及大腸切了吧。我們小時候在白色恐怖時代，不是就已經學過，對付匪諜，寧可錯殺一萬，也不能放過一個。」「對付尚未確定的癌症，就要像抓匪諜一樣。這個事情不能賭，若是賭錯了，頂多是白挨一刀。但一旦賭輸了，命就沒了。」

蘇爸苦笑著說：「時代不一樣了。我們還是要找證據。這樣吧，我們把標本送到另外一家醫院去檢查，看他們怎麼說，再做決定。」

我走出手術室，打算跟守候在門外的家人，說明最新的發展。迎面而來的卻是一群焦急的家屬。他們一擁而上，把我團團圍住。

「主任，我爸爸的手術做得怎麼樣？」

「成功了嗎？」

「怎麼開得這麼久？」

「順利完成嗎？」

「清醒了嗎？」

一堆問題，從不同的口中，一起轟向我。

我竟然忘記在我手術後，向家屬解釋病情。難怪家屬這麼的著急。

在安撫家屬，並告知手術圓滿達成之後，馬上輪我變成在門外焦急等待的家屬。

經過漫長的等待，手術室的門終於打開了。

「陳XX的家屬，請到開刀房。蘇醫師要解釋病情。」

當醫師的兒子，要聽醫師的同事，解釋當醫師爸爸的病情，這事情對我而言很新鮮，但不有趣，因為躺在床上等待宣判的是我爸。

「結果已經送來了，確定是膽囊癌，是一種非常罕見的鱗狀上皮癌，惡性度很高。」

「除了被腫瘤侵犯的肝及大腸需要切除之外，還要加做腹部淋巴廓清術。」

「肚子上的切口夠大嗎？」

「當然不夠，要將肚子上的二十公分的斜切口，擴大成約六十公分長的V形切口。」

我重新簽下手術同意書。

心裡一邊感慨，作夢也沒想過，我會在這種狀況下，變身家屬，簽下手術同意書。

一邊腦中浮現出教科書上的照片，一個肚皮上有一個小小漂亮切口的卵巢癌患者，躺在棺材裡。

另一位患有同樣癌症的人，肚子上有一道長長的蜈蚣狀疤痕，卻躺在沙灘，晒太陽。

「蘇爸，傷口多長無所謂，方便把腫瘤拿乾淨最重要。請你全權作主。」

爸一生經常割別人的肚皮，自己卻很怕痛。

我知道他怕痛，但是救命最重要。疼痛的事，以後再說吧。

能夠活著喊痛，至少比喊不了痛好多了。

雖然，我可以隨時進出開刀房，但我不想進去，怕給蘇爸壓力，反而誤事。

我就安分的當一個家屬，在外頭等待。

我也像一般的病人家屬一樣，只要開刀房的自動門一開，就會一直望著門內，看看有什麼動靜發生，直到門又關上為止。

終於，終於，這次門一開，呼叫的是我的名字。

「手術快結束了。蘇爸請你進去看看。」

這當然是在醫院裡面工作的特權，否則怎麼可能讓你進去看。

我換好衣服，戴上帽子、口罩，走進我爸爸手術的房間。

剛好看到我爸爸的大腸被拉出肚子外面，被白色的濕紗布托著。在手術燈下呈漂亮的粉紅色，非常好看。

我說好看，是因為這代表我爸在長時間麻醉之下，整體狀況仍然不錯，血液循環很好。

「因為我們沒先洗大腸，所以，我把有腫瘤侵犯的大腸削到肌肉層，把最內層的黏膜層留下，避免大便漏出，引發嚴重腹膜炎。」

「現在大腸顏色正常，準備關肚子了。特別讓你看一下。」

果真是大師手藝，傷口乾淨、俐落，尤其是皮下脂肪層仍然呈鮮鵝黃色，沒有黑黑的燒焦痕跡，顯然止血非常精準，賞心悅目。

術後，父親迅速復原。第二天就可下床。

數個月後，還真的跑到愛琴海邊。父親躺在海灘上，跟他肚子上的大刀疤，一起晒太陽。

最後病理報告正式出爐，結果與冰凍切片相符。

幸運的是，只差零點一公分，腫瘤會直接侵犯總膽管，就無法完整切除腫瘤了。

假如先按照內科治療一個月，或是先縫合肚皮，等正式的病理報告再開刀，或是……或是……太多的或是，都會造成令我遺憾一輩子的結局。

慶幸的是，在幾天之內，我們所做的決定，全部都正確，保住老爸的性命。

當機立斷，果敢行動。在重重壓力下保持冷靜，真的是外科醫師必備的特質。

膽囊癌是一種很難發現的罕見癌症。在台灣卻有很多的名人，因為此病而喪失了生命。因為罹患膽囊癌，等到有症狀發生時，通常腫瘤都已經侵犯到肝臟、膽管等其他地方，而無法以手術切除乾淨，而且化療放療的效果也有限，造成死亡率很高。

它有幾種型態，百分之八十是所謂的腺癌，其他有所謂的未分化癌、乳突腺癌……但是以鱗狀癌最為少見，可以說是罕見中的罕見。

對於與我爸同時進行手術的這位口腔癌病人。他的手術，雖然是斷斷續續的被我完成。當時的我渾渾噩噩，也記不清楚手術中的細節，但是，他現在也順利地存活下來。甚至還與我爸同一天回診，但我還是得公開向他說聲——對不起。

當外科醫師父親罹患膽囊癌、心肌梗塞、大腸癌（下）

這一切的巧合與幸運，讓我明瞭，原來這就是上天付給我的薪水。

以往，只要是診斷為膽囊癌，幾乎就像宣判死刑一樣。因為極難早期發現及治療，而我老爸就是那些少數可以存活的幸運兒。

雖然他的肚皮上有大大的不規則的刀疤，現在卻成了老爸向他人炫耀的「抗戰勝利紀念碑」。

肚子動了手術之後，常常會因為大小腸沾黏而脹氣，所以老爸三不五時就會因為肚子痛而住院。

有一次，正在住院的時候，我發覺老爸的呼吸有點喘，所以想照一張胸腔X光片，看一下是否是胸部的問題。

這個時候，剛好看到寫了一本暢銷心臟超音波教科書的專家熊醫師，推著心臟超音波機器，路過老爸病房的門口。

「你不認真開刀，待在病房做什麼？」熊醫師用他一貫的開玩笑口吻，跟我打招呼。

「我老爸在住院。」「他說有點喘，所以我來看他。」

我指了指躺在床上的老爸。

「有點喘？」「我剛好帶著機器，就順便幫他做一下心臟超音波好了。」

「好哇，好哇。」我想超音波也沒有輻射線，多做，應該無妨。雖然我覺得我爸的喘是肺的問題。

「超音波大師親自動手，真是多謝了。」

老爸跟熊醫師寒暄了幾句，就掀開上衣，讓熊醫師開始做檢查。

但超音波的螢幕才開始出現畫面。

「X媽的。」熊醫師口沒遮攔，口氣急促地說：「這是急性心肌梗塞，趕快送到心導管室。」

「什麼？心肌梗塞？我爸沒有胸痛啊。」

事情太緊急，我們沒有時間討論，只好在推著病床一路衝往心導管室的時候，一邊跑，一邊問他。

「心肌梗塞不一定會胸痛。有少數的人是不會胸痛的，叫做silent AMI（無症狀之心肌梗塞）。」

「你爸就屬於這一種。要不是剛好在住院中，很難立馬發現。」他氣喘吁吁地回答。

心臟支架緊急裝上之後，老爸又過了一關。

但是接下來的就是要吃抗凝血劑，以防再次的阻塞。

「你爸大便有很多血。」我那警覺性很高的老媽打電話來。
「你怎麼知道？」
「因為他廁所都不沖乾淨，弄得亂七八糟。」原來這才是她真正的抱怨。
「找爸來聽電話。」
「爸，這大便有血多久了？」
「從兩年前裝上心臟支架就偶爾有了。」
「那你怎麼都不說？」
「吃抗凝血劑本來有時候就會這樣子啊。」
「那也不會嚴重到把馬桶弄得到處都是血啊。你還是得來醫院檢查。」

再十天就要除夕了，醫院已經有一點要過節的味道了。這時的門診，經常被人潮擠爆。只好直接聯繫在開刀房內的栓哥，加班直接幫我爸做一次大腸鏡檢查。

檢查開始沒多久，我就接到開刀房呼叫。告訴我，栓哥在我老爸的大腸內看到一個正在出血的腫瘤，要我去簽字，同意做切片。

當然，切片的結果，就是你、我都不想聽到的那種。

///

老爸是外科醫師出身，這種事都需要直接跟他講明白。

我問他是不是要等春節之後再動手術。

他說：「每天都是在過年，有什麼好等的？」

我們父子在討論病情的時候，老爸的態度非常鎮定、果決，就好像是在開病例討論會而已，一點都不像在談他自己的身體。

「馬上就開刀。」我們很快就得到有共識的結論。

手術切除大腸，並在除夕當天出院回到家裡。

大腸癌易轉移至腹部淋巴腺及肝臟，而這兩個組織，在我父親第一次的膽囊癌手術中，已經做了淋巴廓清及部分肝切除。因此讓這次的大腸癌細胞斷了轉移的路徑。

老爸又度過了一關。

首逢膽囊癌時，由於一連串的正確決策，使老爸成為唯一膽囊鱗狀腺癌超過十年的存活者。

因膽囊癌術後脹氣而住院，無症狀的心肌梗塞恰好在住院中發生，因而得以緊急處理。

又因心臟裝支架，使用抗凝血劑造成大便出血，而得以及時切除大腸癌。

且因為先前膽囊癌手術，阻斷大腸癌轉移的路徑，而戰勝大腸惡疾。

也曾因為我超機警、精明的老媽，覺得老爸為什麼洗澡洗那麼久，且洗完澡穿睡衣扣鈕釦的動作「不順暢」，而及時發現老爸是在浴室摔倒，造成腦出血，繼而得以緊急處理，毫無神經後遺症殘留下來。

這一切的巧合與幸運，例子多到一向只信自己，不信有上天的我，也不得不相信，老爸真有上天在照顧。

我捫心自問，二十年來，自己治療每一位不幸的頭頸癌病人，都是用我自己最高的標準來要求。

我天天都想全力讓病人求生，不想讓病人面對死，因此病人都有很好的無病存活率。

然而，健保對此類疾病的給付非常的低。我也曾經為我的付出與收入的不成比例，而感到挫折。

●●

經歷過這宛如有神蹟的十年，老爸率領的年度家族旅遊，一年又一年的如期舉行，家裡的歡樂聲不絕於耳。

突然間，我明白了。原來上天是用這個方法在雇用我。這一連串的巧合與奇運，就是上天付給我的薪水。

我會繼續把我的工作做得更好、更更好。能得到多少健保薪資，我已經無所謂了。反而這種國稅局也不扣稅的上天薪水，我還要很多很多，很多很多。

我準備對屍體做CPR

為了爭取急救的寶貴時間，
我立刻掀開運屍體的藍色霹靂車，準備開始CPR。

值班的那天，接到五樓病房電話呼叫，要我去宣布死亡。
這位病人患了普通的甲狀腺癌，卻拒絕治療，最後轉變成分化不良型的癌。
病人走得很快，但情況也很慘。免疫系統完全被破壞，全身皮膚都被黴菌感染。
宣布死亡時，看到病人的遺體被黴菌侵犯成那個樣子，連身為醫師的我都覺得很恐怖。

甲狀腺癌是聽起來很可怕的「癌」。但其實，絕大部分的甲狀腺癌屬於分化良好的癌症。

其中的濾泡細胞癌在顯微鏡下，甚至無法辨識是良性，還是惡性，存活率是以十年、二十年以上計算。不像其他的癌症，只有幾個月至幾年可以存活。

甲狀腺癌可說是所有癌症裡最良性的癌了。但是物極必反，癌症裡最惡性的癌，也是發生在甲狀腺，叫做分化不良型甲狀腺癌。從診斷到死亡，只有短短數週，藥石罔效。

目前罹病原因不清楚，但有些分化良好的甲狀腺癌，若是不治療，有一天，有可能轉變成分化不良型甲狀腺癌。

〃

看看手錶，已經半夜三點多。走到電梯間，按了下樓鍵，準備回一樓宿舍睡覺。

抬頭望了一下電梯上面的指示燈，顯示電梯停在加護病房的十樓，久久沒有動靜。

其他電梯因為半夜節電，已被關掉。雖不耐煩，也只能等。

本想順便自我檢討一下，剛剛處理步驟有沒有疏漏的地方，可是，我滿腦子都只出現死狀駭人的景象。

這時，電梯終於到了五樓，電梯門一打開，首先看到的是一部「藍色霹靂車」。

醫院為了避免驚嚇民眾，把運送屍體的推車，偽裝成醫院內隨處可見，沒有躺著病人的空推床，縱使經過身邊，也不會讓你發現有一具屍體剛剛與你擦身而過。

這個「空」推床是藍色的，所以院內員工都稱它為藍色霹靂車。

當我看到等了很久的電梯裡，有一台運屍車。我的心裡有一點猶豫，要不要進去擠一下。

眼光往上抬，是一位沒見過的太平間班長。他理了一個極短的小平頭、銅鈴眼，以及一對不得不讓人注目的豎八字濃眉，像極了廟裡看到的那些雕像。

他的身材非常高大、壯碩，圓圓的凸肚，配上非常寬厚的肩膀，直挺挺的站在電梯裡的角落。

在我還在猶豫要不要搭乘的時候，他面無表情，雙唇緊閉，那對銅鈴眼不僅連眨都沒有眨一下，而且凶光四射地直瞪著我，令我不寒而慄。

三更半夜了，電梯內仍有那麼一點小空間可以擠進去。心裡想著，都已經等那麼久了，又想到身穿白袍這麼多年了，還在怕這個，於是心裡一橫，就緊貼著藍色霹靂車擠進去。

電梯門緩緩關上，我隨手想去按一樓鍵，但已經有人按了。想當然是這個太平間班長按的。因為到太平間是要從一樓出去至另外一棟大樓。

這部電梯非常緩慢，連關門都慢。門關好之後，電梯抖了一下，不是往下，竟是往上走。

我回頭望了一下班長，他仍然睜著他的銅鈴眼，還是一樣的面無表情，且眼露凶光，直挺挺的，動都不動一下，看得我心裡直發毛。

正當心裡嘀咕著這部爛電梯時，耳朵「好像」、「依稀彷彿」聽到一個非常細小的聲音，像是老太婆的聲音。

我狐疑地環視一遍電梯內的情形，班長、我及藍色霹靂車。

沒錯，就這三樣「東西」在這部電梯中而已。

電梯在沒人按鍵的十樓自動停止，並打開了門。似乎是藍色霹靂車中的人，想跟十樓的加護病房說再見。

我開始覺得不對勁，打算放棄我的堅持，離開電梯，不跟「他們」擠了。

沒想到，一向動作緩慢的這部爛電梯，這次，門卻關得非常地快，害我根本來不及擠出去。

我無奈的回頭看了一下那位班長。他仍然是一動也不動的站在那裡，緊閉雙唇，仍然面無表情。

隨著電梯緩慢地下降，那個細小的人聲，卻是愈聽愈清楚。

我再次仔細環視一下電梯內的情形，仍然是非常壯碩且緊閉雙唇的班長、我及藍色霹靂車。

這人聲從哪裡來？

突然，我心裡啊的一聲，難道聲音是從藍色霹靂車傳來？

碰到運屍車內的屍體會說話，一般人可能會覺得很恐怖。

可是在深夜，腦袋凸槌時，我卻天真地認定，這藍色霹靂車內的「屍體」，應該還沒死，仍有一絲氣息。

我是值班醫師，有責任要救人。為了爭取急救的寶貴時間，我立刻掀開藍色霹靂車，準備開始CPR。

映入眼簾的，卻是一具已經做過屍體處理的往生者。嘴巴、鼻子都被紗布固定著，是不可能有呼吸或發出聲音的。

這時，那位班長終於開口了：「嘸，做什麼！」

我轉頭看了一下他。他仍然是面無表情，雙唇緊閉，銅鈴眼直瞪著我。

一般醫院員工看到醫師，多少帶點尊重，應該會說：「這位醫師，您要做什麼？」而不會用很凶的命令口氣說：「嘸，做什麼！」

心裡正在咒罵他沒禮貌，長得像個殭屍時，我又聽到那個聲音，這個聲音不僅很清楚，而且可以確認那是一個老太婆的啜泣聲。

我狐疑地再看一下電梯裡，仍然只有我、藍色霹靂車及那個像殭屍動也不動一下的班長。

「殭屍！」「啊！殭屍！」我的腦中突然出現一個很真的想法，這個銅鈴眼班長就是一個殭屍？

//

假如他真的是個殭屍，那麼，在這部電梯裡，只有我一個是還在陽世的人。殭屍班長及藍色霹靂車內的那位，兩位都屬於陰間。陰陽人數比數2：1。

我這輩子從來沒有在那麼狹小的空間裡，經歷過死人比活人多的場面。

萬一「他們倆」想要對我不利，怎麼辦？他們「2」，我只有「1」。我輸定了。

想到這裡，一股寒意從身體底層升起。

我驚慌地望著殭屍班長，他看起來還是一樣。只是他仍緊閉的雙唇，我卻覺得是帶著一股陰笑。

那時，我真的驚恐莫名。「救命」這兩個字偏偏卡在發乾的喉嚨裡，喊也喊不出來。

無助地抬頭望一下電梯指示燈，「什麼！這麼久了，才從十樓降到六樓！」怎會這麼慢啊，老天別再作弄我了。

求求您！快點到一樓，好讓我出去。似乎老天聽到了，電梯在五樓停下來了。

我那時心裡已經做出決定，只要門一打開，我就要衝出去。

不料，電梯停留在五樓，門卻不打開。我拚命地按開門鍵，門就是不開。

這時，殭屍班長又說了聲：「哼！沒有用的。」電梯竟又開始緩慢地下降。

他一定是在譏笑我掙扎沒有用的。

在這種死人比活人多的環境下，雖然嚇得渾身發抖，雙腳發軟，但我告訴自己要冷靜，要冷靜，趕快誠心祈禱，祈求躺在藍色霹靂車內的那位，不要在這節骨眼上突然坐起來。

由於不斷地聽到電梯內有啜泣聲，腦中不禁迅速閃過許多畫面。

萬一「它」真的坐起來，是走路會飄飄？頭髮長長？臉龐白白？牙齒尖尖？我只好一直拜託「那位」好兄弟行行好。

因為我對「它」不僅沒有惡意，而且還曾經掀開藍色霹靂車，嘗試著要救「它」，請「它」不要讓我被鬼抓走。好心應該要有好報。

果然，藍色霹靂車沒有什麼動靜。看來禱告是有效的，趕快再接再厲，繼續用力禱告。從耶穌耶和華、阿拉真主，到阿彌陀佛觀世音菩薩，全部都拜託了一遍又一遍。這鬼電梯的速度也真的太慢了，經過了這麼久才降到三樓，真是度秒如年。所有宗教的神都已經求完，只好回到現實世界。

我若要證明「我還是活著」，就需要見到另外一個在陽世活著的人。否則，說不定我早已被「它們」同化成陰間的夥伴了。

但在這深夜裡，哪裡有活人呢？有了，櫃檯，有一位警衛守在那裡。只要看到警衛，死人與活人數的比例會從2：1變成2：2，我就不會身處在死人多於活人的逆境之中。

想到這裡，管他電梯還不到一樓，我死命地一直按開門鍵，並回頭盯著那位殭屍班長，防止「它」平舉雙手，向我「飄」或「跳」過來。

他的雙眉更加緊蹙，用一副看不懂我在做什麼的眼神瞪著我，鼻子還連續「哼」了好幾聲。

我鼓起勇氣對他大喝一聲：「你不要過來！」

當場把「它」嚇了一跳。直挺挺的粗壯身體，第一次稍稍往電梯深部角落動了一下。

同時，又再出現一個老婆婆的聲音，分不清是哭，還是叫。我心中突然明白原來鬼哭神嚎就是這種聲音。

有這麼年輕、壯碩的身體，卻搭著這麼蒼老、虛弱的聲音。陰間的混搭，還真的與我們陽世不同。電梯，確實是醫院最常傳出「故事」的場域。

終於電梯到一樓了，門才剛打開，我迫不及待想奪門而出，但卻被藍色霹靂車卡住。幾經掙扎，終於讓我擠出電梯。

這時的第一要務是要趕快尋找另一位活人。

當我看到警衛台時，心中狂喜。有救了，我仍然是在人間。我很興奮地跑向警衛台，卻發現他X的警衛竟然不在。

我回頭望向電梯，藍色霹靂車正緩緩地被推出來，要來追我了。

我徹底崩潰了。右腳完全癱軟，不聽使喚。

用盡最後一點左腿的力量，單腳把自己拱出門外，跌坐到一輛排班計程車旁。

我終於看到那位警衛，他正在遠處抽菸。

我心中的大石終於落下。我壯起膽子，再回頭望了電梯出口，只見那藍色霹靂車已完全推出電梯，接著是推著車的一雙手臂，然後看到手臂的主人——殭屍巨漢班長。

心裡正在想：「你來啊，你來啊。」誰輸誰贏，還不一定。

///

等那位壯碩的班長，連同藍色霹靂車離開電梯之後，我掙扎著站起來，準備跟「它們」人鬼大戰時，卻看到壯碩身材的太平間班長後面，竟然還跟著一位長得非常瘦弱嬌小，被班長身形遮蔽的老太婆。

老太婆低著頭，佝僂著背，用手帕邊哭，邊擦淚。

●●

「這個醫師真奇怪。」這位班長跟那位警衛說。

他在瀕死的過程中看到了美人魚

「我就是為了救我的釣竿才落水的。」他改用「慈祥」的音調說。

「這釣竿是我兒子最心愛的。」

「主任，早啊。」紀先生笑嘻嘻地坐到診療椅上，先開口跟我問好。

「怎麼啦？」我問他。

「右邊還是一直流鼻膿，聞起來臭臭的。」

「喔？」「這樣子可能要吃抗生素了。」「若是沒有效，甚至可能要開刀喔。」

我心裡其實已經有個底了。知道他為什麼會有這個症狀。

眼前這位四十多歲的紀先生，穿著一身牛仔衣褲，已經被洗得有一點泛白。他的前額高而飽滿，頭髮自然捲而向上揚起。鼻子配合前額，向前挺出，特別的明顯。健康的古銅膚色，配上露出整齊、潔白牙齒的笑容，看起來十分陽光。

怎麼看都不像是個衰尾人物，在兩週前已經死了。

//

「主任，這個病人可不可以順便幫忙看一下？」加護病房可愛的護理師筱琳，有一點不好意思地問。

「順便？」「是不是沒有開會診單？」我正在加護病房，用內視鏡檢查我的病人。

「幫個忙嘛，我們本來想等到他的生命跡象穩定了，再會診。」「你現在剛好在，就順便看一下嘛。」筱琳一向很用心照顧病人，衝著這一點，我就勉強答應她。

「哪一床？」我問她。

她高興地用手指一下第三床。

我遠遠望去，所有藉著氣管插管及呼吸器維生的病人當中，只有躺在第三床的，看起來是相對年輕。

他直挺挺的睡姿，與其他佝僂身體的病人，擺在一起，顯得非常不和諧。

我愈走近第三床，就愈覺得第三床附近的「氣」不同。

四周特別明亮，非常生氣盎然。

「為什麼要我看他呢？」

「他的鼻子三不五時會流鼻血。」筱琳說。

我用我的肉眼快速掃視了這個病人。這個人身材健壯，雖然口中插著氣管插管，臉色卻是古銅色中，透著紅潤，完全不像是該住在加護病房的模樣。

抬頭看了一下監視器，心跳略快，血壓正常，血氧也正常。

「血氧還好嘛。」我不以為然地碎唸了一下。

「喔，我們用的是百分之百的氧氣。」筱琳聽到我小聲的質疑，馬上防禦性的回答。

「是不是你們插管，把人弄到流鼻血？」

「不可能。急診室第一次就是從嘴巴插的。不是從鼻孔插不進，才從嘴巴插管。」筱琳防禦心很強。「就是不知道為什麼出血，才拜託你順便看看嘛。」

我翻了一下急診病例。他是今天下午被送到急診，到院時沒有意識，心跳已經有了，但血壓量不到。

路程中，救護人員已經連續施行心肺復甦術CPR二十分鐘……

「主任，病人已經麻醉好了，開刀房叫你快點去。」書記跑過來跟我說。

「主任，快幫我們看一下啦。」筱琳想要速戰速決。「不然，你又要把內視鏡推來一次。」

本來想要趕去開刀房的，筱琳這句話打動了我。「我確實不想再把這套內視鏡設備，推出去又再推進來。」我心裡是這麼想的。

「哪邊流鼻血？」

「報告主任，右邊。」

我戴上手套，拿起消毒過的內視鏡，將亮著白光的鏡頭，緩緩插入右邊鼻孔。

等鏡頭完全沒入鼻孔之後，我把眼睛湊近接目鏡。

「咦，怎麼燈沒有亮？」我只看到一團漆黑。

「剛剛放入鼻孔時，燈還是亮的啊。」我覺得很納悶。

於是，把內視鏡拔出來，發現除了鏡頭沾上了一些血跡之外，燈不僅沒壞，光纖導出來的白光，還亮得相當刺眼。

再看一次。

這次，我透過接目鏡，先觀察病人的右鼻孔後，再一邊把鏡頭送進去。

「這一坨黑黑的東西是什麼？」原來剛剛以為燈壞掉，造成的一團漆黑，其實是鏡頭埋入這坨黑色物體中，所造成的錯覺。

「這東西會動。」我驚訝地說。

將鏡頭前後動了一下，仔細觀察這隻長條形，表面光溜黑亮，而且會動的物體。

「是一隻水蛭啦。」確定是認得的東西後，我鬆了一口氣。

「幫我打電話給門診，請他們送一支鼻鑷來。」

「筱琳，你要開一張會診單，我要把牠抓出來。」「右邊流鼻血，應該就是這隻水蛭的傑作。」

在等候鑷子送過來的時候，我再繼續翻他的病歷。

根據病歷記載，紀先生是因為溺水，失去了呼吸跟心跳。打從被撈起開始，ＥＭＴ（Emergency Medical Technician簡稱，緊急救護技術員）就一直不間斷地急救。終於在到達急診室後，恢復了心跳，轉到加護病房。

這組ＥＭＴ人員，真的是值得大家喝采。

「主任，這是你要的鼻鑷。」書記很快就把鑷子送到。

我把鑷子尖端盡量靠近水蛭的口器，試著輕輕夾住牠。牠像橡皮筋縮緊那樣縮了一下，使得鑷子尖端撲了個空。

「這個惡房客，被發現了，還不走。」我生氣了。

溫柔的方法不可行，只好訴諸暴力。

我用力夾住水蛭的頭部，大力把牠拉出來。

牠是一隻約兩公分長，長得圓圓胖胖的蟲體，黑色的背部，黑得閃著亮光。要不是那噁心軟軟黏黏的表面，樣子其實還滿可愛的。

這隻水蛭，在拍完照片之後，就在眾小姐們鄙夷嫌棄的注視下，丟進了醫療廢棄物桶。

「他今天剛溺水，怎麼就有這麼大的一隻水蛭？」一向很smart的筱琳問我。

「對吼，他的鼻孔應該沒有大到可以吸進兩公分的水蛭。」我一邊回答，一邊聯想到電影《金剛》及《綠巨人浩克》的朝天鼻孔。

仔細翻閱急診室的紀錄。這位老兄，當時被發現時面朝下，四肢呈大字形展開，「衣著整齊」，趴在水面上，載浮載沉，隨波逐流。

他衣著整齊，代表他不是去游泳而溺水，而是失足落水，甚至可以斷定，是因釣魚導致的意外。

因為他被發現時，雖已經沒有生命跡象，可是右手卻仍緊緊地握住一根釣魚竿。

「若是溺水時，吸入的是一隻小小的水蛭，也不會幾個小時就脹成這樣大？」我們都想不通。

好吧，只好嘲笑一下這隻討厭的水蛭。「天堂有路，你不走，地獄無門，偏要來。」幹麼擠進這個暗黑鼻孔，惹大家麻煩。

//

紀先生一點都不害怕開刀的樣子。

「什麼，要開刀？」他仍然「開心」地問。

我趨前，拿起鼻鏡，撐開他的鼻孔，果然如預期地看到，黃色的鼻膿正從右邊上頷竇開口緩緩流出來。

「我確認，你得到鼻竇炎了。」「顯然是溺水的後遺症。」「先吃抗生素，若沒有好，就有可能要開刀。」我告訴仍然滿臉笑容的紀先生。

「我的鼻子，有這麼糟嗎？」他問。

「你的鼻子，不是糟而已。」我回說。「簡直就是地獄。」

「欸欸欸，陳主任，」他抗議了。「人家都說我的鼻子是招財的，怎麼會是地獄？」

「當然是啦。水蛭的地獄。」「它害死一隻沒眼光的水蛭。」「牠若有眼光，就不會鑽到你鼻孔，害自己喪命。」「地獄無門，偏偏鑽進來。」我為水蛭感到不值。

「很奇怪的是，」我突然很正經地問他，「為什麼這隻沒眼光的水蛭，怎麼可以長大得那麼快？」這是打從加護病房持續到今天的疑惑。

「這是因為我的血很補，有威而鋼的威力。」他很得意地說。

真他ｘｘ＃￥＆％……懶得理他了。

可是馬上又禁不起自己的好奇心驅使，不得不問他：「人家溺水時，為了求生，會盡一切力量，抓住任何水中的物體。比方說，很多人被發現時，是手中握著小樹枝或者水草什麼的。可是你怎麼手中，是握著你的釣竿呢？」

「我就是為了救我的釣竿才落水的。」他改用「慈祥」的音調說。

「這釣竿是我兒子最心愛的。」「我上個月偷用我兒子的釣竿，也因為溪水很急，把釣竿沖走，趕緊下水撿回來，還嗆了好幾口水。」

原來水蛭應該是上次嗆到水時吸入的，還誇口說什麼威而鋼。

「這次是牛仔褲吸飽水，變得太重。」「又只能靠一隻左手游，才讓我力氣放盡，昏了過去。」

「你不會右手把釣竿放掉，不就有兩隻手，可以正常游泳了？」

我實在很不滿意他在生死交關時，所做的愚蠢堅持。「在那種緊急情況下，還堅持一隻手游泳，這不是笨蛋嗎？」

紀先生沒有說話，只是用很陽光的一笑，回答了我的質疑。

這傢伙真是樂觀得無可救藥。

「最後一個問題。」

一向都是病人問醫師，我今天怎麼了？變成我一直在問病人。

「聽說有過瀕死經驗的人，他們在瀕死的過程當中，會看到一條隧道，愈到隧道盡頭，白色的亮光就愈亮，而且非常的亮。」「紀先生，你被撈起來的時候，已經沒有生命跡象了。」

「你有沒有看到這些呢？」我語氣高昂起來，滿懷希望，想利用這個難得的機會，得到答案求證。

「沒有啊，我沒有看到隧道耶。」紀先生又是一副玩世不恭的態度說。

「喔……」我語氣轉為失望地說，「那你看到了什麼？」
「我看到了一隻美人魚。」

現在輪到大家看到一個正在冒煙的我!!!

輯五

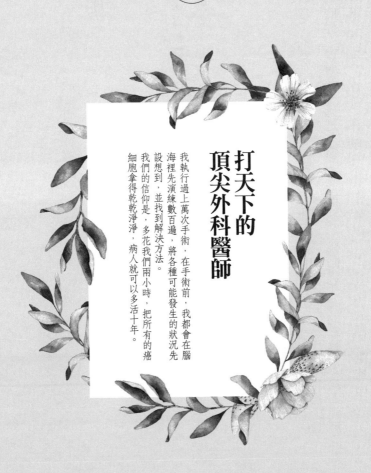

打天下的頂尖外科醫師

我執行過上萬次手術，在手術前，我都會在腦海裡先演練數百遍，將各種可能發生的狀況先設想到，並找到解決方法。

我們的信仰是，多花我們兩小時，把所有的癌細胞拿得乾乾淨淨，病人就可以多活十年。

十根壓舌板

「主任，十根壓舌板夠你用了。
因為總共只有四個人掛號，目前報到的一位而已。」

我的職場生涯有很多的意外，到北投振興醫院，更是意外中的意外。

在我當總醫師的時候，就曾經來過這家醫院支援門診。那時候，我的經驗是，坐在門診一整個下午，一個病人也沒有看到；看到的就是落地窗外，紅色的磚牆，湛藍的天空，飄移的白雲，巧妙搭配著綠意盎然的草地。

時間到了，領了車馬費就走人，好寫意。

到這家醫院支援門診，我都稱之為——坐以待「幣」的任務，新台幣的幣。

既然我對這家醫院的印象是如此，自然不可能把它當作是我養家活口的地方。但是，命運就是這樣的驚奇。

//

一九九六年中，我接到我老師的指示，在當年十二月可以回到台北榮總任職。

於是，我依規定，向當時所在的醫院提出辭呈，預計公文走完流程，剛好在十一月底可以離開，無縫接軌十二月一號開始的新職位。

我沒有料到的是，我的辭呈竟然不僅馬上就准，且馬上生效。而我，馬上就失業了。

那時，振興醫院魏崢院長，在時任副院長的符振中醫師介紹下，力邀我到振興醫院，請我試試，把耳鼻喉科建立起來。

我想，反正十二月一日榮總才能開缺給我。趁這兩個月無業，先到振興醫院「坐以待幣」也不錯。

就這樣以過客的心態，來到了當時一天總門診量只有一百多人的振興醫院。

//

報到當天，看著與記憶中仍然相同的綠油油院區，藍藍的天，依舊飄著一抹白雲，心裡第一次浮現出，「若」在這裡工作滿幸福的感覺。但這種期待馬上被拉回現實。因為當我要求參觀一下耳鼻喉科必備的聽力室，當場被告知，本院從來就沒有聽力檢查室。

不僅如此，我還沒有開刀房，手下沒有醫師，也沒有護士小姐。

我趕緊拿出我剛剛領到醫院發的官章，上面確實是刻著「耳鼻喉科主任」字樣。

怎麼會這樣？「校長兼撞鐘」真實的發生在我身上。

門診的情況更另類。

診療台上什麼都沒有，只有一個耳鼻喉用的反射鏡，而且一看就知道是一個古董，因為是用皮革製造，是我生平首見。

由於年代久遠，皮革表面已經龜裂呈土黃色。

忍不住問了我的跟診小姐，我「們」耳鼻喉科到底有什麼器械可以用。

「主任，有十根壓舌板。」她很篤定地回答。

「總共只有十……十根壓舌板？」「這怎麼夠用……」

「報告主任，足夠的，足夠的，不用擔心。」

「你有快速消毒鍋。十根用完，馬上進鍋消毒？這樣來得及嗎？」

「主任，十根壓舌板夠你用了。因為總共只有四個人掛號，目前報到的一位而已。」

「怎麼這麼少人？外面大廳沙發上坐了不少人呀！」

「喔，那些多數是負責跑對面榮總的藥商，中午溜到我們醫院吹免費冷氣、來午睡的。」

#&$@?……

當晚，我打電話給我的老師張教授。告訴他，這裡的前景有多不樂觀，請他務必把榮總的位置保留給我。

他說這不是問題，「但你還有一個月，把握當下，全力一試。」「你是一個適合打天下的人！」就衝著這句話，我帶著十根壓舌板大軍，開始了另一個打天下的新工作。

我這陽春科主任，與當時還在其他醫院當住院醫師的老婆大人，立馬開始整理過去病人的資料。

我打電話，她寫明信片，通知他們，我已轉到振興醫院。

感恩的是，電話沒打幾通，明信片也還沒寄出，那時網路也還沒很興盛，但過去的病人，卻可以像朋友一樣的，紛紛回到我的門診找我。

讓我的門診人數從第一天的掛號四人，實際看診一人，到了月底時，就成長到實際看診三十七人，占全振興門診人數的五分之一。

這讓我信心大增，也體會到我的病人群都是針對我來的，而不是看醫院的招牌來的。

他們都是拜佛不拜廟，我再也不用擔心將來轉換醫院，病人會流失的問題。

因此，我又報告張教授。我決定不回榮總，繼續留在振興醫院打天下。

〃

由於整個耳鼻喉科就只有我一人，一年三百六十五天都是我值班。為了處理那些半夜魚刺卡到喉嚨的、流鼻血的……每天夜裡都不得眠。

為了讓我自己可以休息，在我做手術的時候，我心裡就會一直想著，做這個手術的時候，要怎麼樣讓病人不會覺得痛，以免半夜護士小姐因為病人痛而叫我；也會想著如何讓病人不流血，以免半夜因為出血而被緊急召來；更會想到如何開刀，才能確保病人安全無恙地一覺到天亮，我也可以半夜不用再來醫院。

因此，我養成了在手術中，每一個步驟都要小心、謹慎，做得確實、到位。絕對不心存僥倖，不敢有「這樣大概不會再滲血了」的想法，而是要止血止到我安心為止。

當然，有時也會有想要偷工減料的邪念，但這時，我都會警告自己「不能辜負病人對你的信任」，而且偷這一點的懶，將會換來深夜還要再來醫院，處理併發症的後果，病患及我自己都會很痛苦，這絕對是划不來的愚蠢念頭。

就是這樣慢慢培養出來的基本功，讓我在不論耳、鼻、喉或是頭頸癌的各種手術，不僅能得到很好的結果，而且病患術後都覺得沒有想像中的疼痛，更很少回來掛急診。

藉由病人們的口耳相傳，我的部門就開始快速起飛了。

除了關注自己部科的成長之外，我也想對醫院其他的科部貢獻一點心力，因此，我向魏院長自動請纓，擔任振興醫院公關。

我整合媒體及記者的各種資源，希望破除一般民眾對振興醫院「只是服務黨國官員」的迷思，提升醫院的知名度。

延續十多年的醫院媒體年終忘年會，就是我當年首創。

╱╱

那時，我們的醫院門可羅雀，連計程車司機都不願到振興排班。沒有車的病人都得走到榮總附近，才能找到計程車，非常不便。

我以負責醫院公關的身分，到榮總前的排班計程車「拉客」。我找到在路邊聊天的三位運將，請他們改到振興醫院排班。

一開始，他們當然不願意，認為振興醫院的環境不友善，客人太少。除了承諾他們免費停車之外，我還告訴他們，有很多住在中南部的病人來振興醫院，找魏院長做心臟手術，他們出院回去時，是不能坐飛機的。只要他們到振興醫院排班，就常常有機會載到這些遠程的病人，會比在榮總排班好賺錢。

就這樣，振興醫院開始有了個位數字的排班計程車。

對於這些少數願意來振興排班的計程車，每天中午，我都會自掏腰包，抱著一箱清涼的飲料，到醫院門口與他們分享。直到年底，有了十一輛固定在我這裡排班的計程車。運將加上我，共十二人，在附近餐廳辦了一桌吃尾牙，並同時決議成立「振興車隊」。從烏合之眾，變成有組織，且持續成長到現在的車隊。

可惜，後來我卸下公關職務，只有編號前十號，烏合之眾時期就來的司機，我才認識。之後的龐大振興車隊隊員就不曾讓我奉過冰茶了。

從只有十根壓舌板的科室開始，到聞名於海峽兩岸，然後又在非預期的情況之下，離開待了十八年的醫院。我的職場生涯真是意外連連。

回首過去這幾年，有可能是我職場生涯最輝煌的時光。很多朋友都勸我不要離開我一手創建的小王國，離開自己的舒適圈。

但我一直認為，我還可以為病人、為大眾做更多的事，所以我選擇離開，尋求另一個更具挑戰性的戰場。

我的想法是，假如我失敗了，那就證明了我的能力在振興醫院時，就已經到了極限。若是這樣，我會對能力有限的自己有些失望，但是會歡喜接受，因為我已經盡力。

我不能接受的是，為了不敢離開舒適圈，沒有全力一試，而失去圓夢的機會，那才是真的會讓我懊悔不已。

這時，我突然聽到任賢齊的歌〈再出發〉——
再出發，再出發吧，你有十根壓舌板……

這事，不能讓老婆知道

看起來這麼普通的人，講話怎麼像個土豪？

中國大陸地大人多，到處都能有臥虎藏龍之輩。我有這樣的認知，是來自於我的病人。我在最近十年，專心從事人工耳蝸的工作。由於有貴人的相助，及辜嚴倬雲女士的支持，讓我在國際上略享聲名。目前已有超過七百名的海外病患到台灣讓我手術。

人工耳蝸非常昂貴，動輒都要花費台幣百萬以上，對病患家屬是一個極大的負擔。因此在台灣，大部分病患都只能裝上一側的人工耳蝸，就沒有能力再裝第二側了。

沒有錯，光用一邊耳朵聽，也可以學會說話，很多人就認為不需要花錢做第二邊了。然而，上帝給我們兩個耳朵，就是因為用兩個耳朵聽，大腦才會建立空間感。

最近認知學上的研究顯示，用兩耳聽，不僅關係到空間建構與音樂能力的發展，甚至跟數理能力有關係。

所以對於兩邊都是極重度聽損的病患，我們基本上是建議做兩邊的人工耳蝸植入。但若是錢不夠，則先選擇一邊做人工耳蝸之外，另一邊一定要戴上助聽器。

就像手臂骨折，打上了石膏三個禮拜，當石膏拆掉之後，手臂就會因為沒有活動，而萎縮得像鳥爪一樣的細。

同樣的道理，若不戴上助聽器，耳朵一點聲音都聽不到，長期下來，聽神經就會萎縮。將來若是有錢，要裝人工耳蝸，也會因為神經萎縮而變得效果不好。

///

有位媽媽想帶她女兒來台灣給我做手術。大陸的工作人員說她不識字，不會搭飛機，於是，我們特別安排教育水平高的另外兩組人馬，帶著她一起過來。

我初次跟她們碰面，是在病房裡。

她給我的第一個印象就是一個個性直爽，說話聲音宏亮的大媽。黝黑且帶著細紋的皮膚，誇張地爬上她才四十八歲的臉，這就已經清楚交代了她過去生活的經歷。

她用她憨憨的笑容，告訴我自己水平不夠，不認識字，看不懂我們給她的資料，不知道人工耳蝸是什麼，但希望她的女兒能聽到聲音。

我告訴她，我們現在給她的資料，跟人工耳蝸沒有關係，只是要告訴她們，醫院附近有哪些地方是可以買東西的，最近的夜市怎麼走而已。

人工耳蝸的問題，會在手術前的說明會，跟她解釋，請她放心。

//

她們來自大家耳熟能詳的「浙江省奉化縣」，同行的另兩組病人，顯然是「好嘢郎」（有錢人），比較起穿著、談吐，他們看起來完全是另一檔次。

坦白說，我也比較照顧這另外兩組人馬。因為這兩組家庭滿手3C用品，也成天掛在網上。若讓他們滿意我們的服務，他們顯然「肯定」會在大陸網路上，幫我們宣傳。

但，奇怪的事發生了。

開完刀，接著開完機後，另外兩個高尚家庭都很滿足於小朋友可以用一邊的耳朵聽聲音時，這位奉化大嬸卻一直在問我：「什麼時候可以開另一耳？」

我告訴她：「開一耳就可以了。等女兒自己會賺錢後，用她自己賺的錢，再開另一耳吧。」

我還真的狗眼看人低的再加一句：「何況你還有貸款。等你們這次的貸款還清，再說吧。」

她回答：「我還有錢可以幫她（女兒）再做另一耳。我這次來台灣沒有貸款啊。」

我想：這……這怎麼可能？

我再問：「那你老公是做什麼董事長的？」

她說：「他也不識字，怎麼可能做大生意？他是幫我們鎮裡一個小工廠開小貨車，幫忙送貨的。」

「送貨、打零工？那你怎麼有這麼多錢，不用貸款？」

「我是賣了一套房一百多萬人民幣。這次花了三十萬，想再花三十萬，裝另一耳。剩下的，準備幫她辦婚禮。」

我還是慈悲為懷地告訴她：「另一耳的三十萬，還是應該省下，因為還有後續的耗材、電池及連接線，都需要額外不少的錢。何況你們把房子賣了，租房子住，也要房租錢……」

「我們不用租房子，我們自己還有房。」

看起來這麼普通的人，講話怎麼像個土豪？

「還有房？你們中過彩券嗎？」

「沒有的。」她靦腆地說，「我老公每天開車送貨，已超過二十年。因為沒念書，不識字，不知道省吃儉用剩下來的錢怎麼處理比較好。」

我馬上嗤之以鼻地插嘴：「不會拿去存到銀行？」心想這麼容易的事也不會。

「我們那裡的銀行不可靠。我們不識字，不敢相信他們。所以從二十年前開始，我們賺錢都拿去買房。」

「那你這三十萬，還是可以再去買房，付頭期款啊。多備一套房，以備不時之需。」

她答：「這沒關係的。我們家四口，每人各有四套房。現在賣掉價錢最不好的一套，還有十五套……」

哇，十五乘以一百多萬人民幣等於……@#$%X&

//

這則故事，喔，不，應該說這則慘劇，不能讓老婆知道。

我一九九二年拿到專科醫師資格加住院醫師加醫學院，超過三十年vs.人家不

	我	人家
識字	是 勝	不
職業	醫 勝	司機
學歷	大學 勝	未上學
工作年資	30 勝	20
房產	0	15棟 勝
資產	羞澀，說了會害羞	至少1500萬人民幣 勝

識字，只開車二十年。

老婆，是不是嫁錯人了呢？

「我真的被球打到！」可以打破耳膜的球

暗黑的員工停車場，出現了一幕主治醫師開車載著剛被自己開完刀的病人，偷偷溜出醫院的怪象。

除了因頭頸腫瘤求醫的仍然絡繹不絕之外，COVID－19讓耳鼻喉的病人明顯的減少了。我的耳科門診，相對清閒了許多。

「叮咚。」有人在門診外的報到機上，插入了健保卡。

走進來的是一位有認真化妝的美眉，頂著皮靴，穿著時髦，顯得十分時尚。我心裡想，她大概是百貨公司的專櫃小姐。

「有什麼事情，我們可以幫忙的嗎？」我先問。

「我耳膜破了。」名字叫做倩倩的她說。

「什麼？」我改變語氣，「耳膜破了？」很驚訝地重複一次。

「是呀。」她用很平穩的聲音繼續回答。「我剛剛被球打到，左邊耳膜就破了。」說完，還有點不好意思地對我微微笑。

//

我完全不相信她。幾個理由：一、連我聽到耳膜破了，都有點驚訝了，怎麼她這麼鎮靜？由她的「完全裝扮」來看，應該是昨晚參加通宵趴。是不是想來騙我一張請假診斷書，好請假去補眠的呢？

二、剛剛把耳膜弄破，誰都會驚慌失措，會一直追問醫師要怎麼辦，但她卻沒有。反而面帶一絲靦腆的笑容，正坐在我面前，眨著長長的假睫毛，靜靜地等我回答她。

三、哪有化妝化得好好的，卻大清早跑到球場，你到底去幹麼的？跑趴的女孩，應該都很晚起。

四、倩倩破的是左邊的耳膜，「應該」是被搧一個大巴掌造成的。因為大部分的人都是慣用右手的，面對面時，挨打的就是左耳。

一般門診看到的家暴情形，女生都是摀著左耳，哭哭啼啼地來到門診，臉上都還有手掌印。

「一定是。」我心裡想。

「臉上的妝就是為了掩蓋手掌印。」「你這個小把戲，還想騙過我這老鳥，哼。」

「倩倩小姐，」我說，「我後面還有病人。你要告訴我實情，因為病歷的記載，會有法律效力的喔。」

我的意思是，我後面還有病人在等。你別鬧了，快說實話。

「我是真的被球打到啊！」她又眨眨她那長長的假睫毛，平靜又認真地說。

我不想再理她，拿起耳鏡，靠近她，撥開她的長髮，一陣洗髮精的清香飄了過來。輕拉著她的耳廓，觀察了一下左耳。

「你耳膜破得不小耶。」我有點吃驚。「而且破損的耳膜，有的部分向內捲，有的向外捲，非常不規則。」

「這一定是被打的。」我心裡下了結論。

「匡匡，我這裡有一位要做緊急鼓室成形術的病人。」匡匡是有一雙巧手的手術醫師。一般創傷性耳膜破裂，不管是挖耳朵，或者竹籤插入、打耳光等等所造成，都不需要處理，只要維持乾燥，三個禮拜自然會長好。

「什麼是緊急耳膜修補術？」匡匡問。「為什麼要現在做？不是自然會長好嗎？」

⫻

緊急修補耳膜，說實在的，我這三十年來，僅僅碰到兩次。

「你說得對，但這病人破裂的耳膜，有的向內捲，有的向外捲。」我回答匡匡，「我們需要幫忙它，把捲起來的耳膜擺平，確保它會長好。」

「我現在正在看門診，沒有時間幫你弄。」我轉頭跟倩倩說：「等一下，你去樓上手術室找匡匡醫師，由他主持手術，幫你把耳膜暫時修補好。」

「好呀。」倩倩面對要做手術，仍然一派鎮定，又眨著眼睛，很乾脆地說。也沒有問會不會痛，實在不像跑趴嬌貴的女生。

只再問了一句：「手術後，要再來看你嗎？」

「三個禮拜後再來。」我壓制內心的一堆問號，回答她：「記得要維持乾燥，耳朵不要進水。」

「我再問你一次，」我還是忍不住，「耳膜到底是誰打破的？」

「真的是被球打破的。」倩倩很無奈地再說一次。「被一個籃球打到耳朵。」

「籃球？」我更吃驚了。

我用手比了一下籃球的大小，說：「這麼大顆的籃球？」

籃球的體積大。壓力會分散，力量不會集中在一小點，那就更不可能把耳膜打破了。

「呃，被球打破耳膜。」我的思緒被拉回兩年前。

門診外面的病人已經出現陣陣騷動，因為下午的門診，已經拖延到晚上，但仍然有很多病患還沒看到診，大家實在等太久了。

突然間，門口闖進兩個很高大的壯漢，就像兩根柱子一樣，杵在狹小的診間裡，非常搶眼。

不管門診小姐怎麼解釋，就是大聲地跟門診小姐吵著要先看。

「兩位先生，請你們出去。等號碼到了，再進來。」我實在看不下去，出聲幫小姐解圍。

「我們是劉醫師介紹的。」其中較「矮」的一位說，「他要我們趕緊過來。」

「劉醫師說什麼呢？」我問。

「他說Jimmy的耳膜破了。」他指了一下高的叫Jimmy的那一位。「我是教練。」他自己補充介紹了自己。

「教練，我們這邊每個都是耳朵有問題的，還是請你先出去，等號碼到了再說。麻煩兩位了。」我趕他們出去。

「不行。我們很急，一定要先看。」教練堅持。
「耳膜破是常有的事，一點都不緊急。」我也不退讓。
若是破例的話，外面久等的病人會造反。

「但是Jimmy的耳膜是剛剛被球打破的。」教練強調「剛剛」發生。
「球打破耳膜？」這話引起我的好奇心。
「怎麼可能？這可是我第一次聽到。」「是什麼球打到？竟然會造成耳膜破裂。」我的好奇心，讓我沒有繼續趕他們離開，反而追問下去。
「網球。」教練還是很急。
「怎麼可能？除非那個球，絲毫不差的正好命中耳道開口，把空氣快速灌入耳道。巨大的壓力，才能衝破耳膜。」我對教練的說法嗤之以鼻。
「真的，因為我的球很強。」教練很震驚我竟然不相信他，所以很無奈地說。
「什麼？你的球很強？」教練說他球「很強」時，我覺得這個教練實在太臭屁。這麼臭屁，態度應該很狂妄，但怎麼表情是那麼愧疚呢？
「唉，就是球質太強，才打破Jimmy的耳膜。」教練繼續以他「低調」的方式懺悔。

「為什麼你的球很強？」我繼續好奇下去，不管外面的病人等很久了。

「因為我都是用腰在發力。」教練很認真地回答我之後，即刻催促我：「陳醫師，拜託你，趕快幫Jimmy看一下。」

「每一個人打球都是用腰啊。」我根本對耳膜破沒興趣，我只對他如何打球的說法有興趣。

「每一個教練教打球，都是教人家用腰力打。再三強調若是用手打球，會有運動傷害發生。」我很不服氣地說。

「不是。他們都是用手打。」教練不耐地揮揮手，不想回答我。「可以先看一下Jimmy嗎？」這才是他關心的。

「你們先出去。我們已經浪費太多時間了。大家都等很久了，不可以插隊。」我堅定地拒絕這位，直接否定過去所有我學到該如何打球的教練。

用「送客」的眼神，看著悻悻然的教練及一臉無辜的Jimmy轉身離去，直到診間大門關上為止。

「陳副，匡匡來電。」小姐把我從回憶裡叫回到現場。

「喔。」我晃了一下頭，讓自己清醒一點。「匡匡，有什麼問題嗎？」

「報告陳副，倩倩我處理好了。」匡匡回報。

「順利嗎？」我問。

「很順利。」匡匡說，「我參照國外文獻，用很細的吸引管，把捲進去的耳膜吸出來鋪平，再剪一小塊透氣的美容膠，貼在這些破裂的耳膜上，幫忙固定。」「病人沒有頭暈，也沒有什麼不舒服。」匡匡把所有重點一次就報告清楚。

「匡匡，你真強。我三十年才碰到兩例，你才入行，就有這樣的經驗。」我也用我的方式，讚美了匡匡一下。

「你說我們都是用手打？」Jimmy終於坐在診療椅上了。

我還是沒去看他的耳朵，反而質問站在旁邊，愈來愈著急的教練。

「對，你們都是用手打。」教練用關心的眼神看著他的愛徒，根本沒有看我一眼，就草率地回答。

我實在有一點生氣了，站了起來。

這時，他才轉頭看著我，以為我終於要移駕去看Jimmy。

「教練，看著……」我左臂伸直，手刀指向兩點方向，直接在他面前一口氣完成轉腰、拉拍、揮拍及收拍動作，力量大到身上略微寬鬆的白長袍飄舞起來，甚至連醫師袍口袋內的檢耳鏡都飛了出來。

我相信這樣的威力，足以把用腰揮拍的機制，完美詮釋給這個臭屁教練看。

「這是完全用手打。」他只瞄了我不到一秒，就把眼光投射回Jimmy身上。

「陳醫師，可不可以幫Jimmy看一下？他到底要不要緊。」

吼，這個教練完全不關心我的揮拍。

「我用手——打——？」我用很高的音調質疑他。真是令人失望。

「對啦。」「我們現在不要談這個問題，好不好？」教練真的不耐煩了。「那你先看了Jimmy後，我再跟你說。」

我乖乖地聽他的話，拉來顯微鏡，檢查了Jimmy的耳朵。

心裡想，這是什麼狀況？怎麼情勢一百八十度反轉，醫生變成服從伴醫者的命令了呢？

Jimmy的耳膜果然是破的，但是他的破洞形狀是圓形的。需要時，是要開刀修補的。幸運的是，技術難度不高。

要下班時，我先去病房查房。Jimmy開完刀，正在休息。

我告訴他，手術順利，有把握可以修好他的耳膜。之後就聊到我對陳教練的不滿，覺得他實在太瞧不起人了。

說穿了，就是覺得他怎麼可以瞧不起，自認為打球打得不錯的我。

「你真的是用手打。」Jimmy大概覺得已經開完刀了，就不怕得罪我，直接嗆過來。

他看我滿臉不服氣，就提出了一項交易。「你今晚放我出去打球，我就把教練找出來，示範給你看。」

「不行，下午才剛開完刀，晚上就偷跑出去。被抓到了，要被罰款的。」我當然是說不行。

不行歸不行，好奇歸好奇。不久之後，暗黑的員工停車場，出現了一幕主治醫師開車載著剛被自己開完刀的病人，偷偷溜出醫院的怪象。

這可是我生平第一次載著病人，沒有請假，溜出醫院，而且還是用自己的車。

//

倩倩又是笑咪咪地坐到我面前。「開完刀三個禮拜了嗎？」我問她。

她點點頭，笑笑，沒說話。

「時間真快。」我一邊說，一邊靠近她的耳朵，清理了一下，並且照了一張相片給她看。

「耳膜完全長好了。」我指著照片說。

「太棒了。」倩倩這次真的開心地笑了。

「匡匡醫師好厲害喔。」

她就只稱讚小鮮肉，我像是空氣般的不存在。

「不用再複診了吧？」她有點在撒嬌。

「不用。」我斬釘截鐵地說。「但你現在總可以老實地告訴我，你的耳膜是怎麼破的吧？」

「就是被籃球打到的呀。」她仍然沒有改口。

「那為什麼你會被籃球打到呢？」我盯著她問，但倩倩沒說話。

想到教練為了Jimmy，那麼的著急，我再追問：「你怎麼會那麼鎮靜呢？」

倩倩還是眨眨眼，讓我清楚地看到她的假睫毛，以及她那撒嬌的微笑，作為回答。

「那為什麼是一大早發生這種事情呢？」我好像是柯南。

倩倩終於開口了，「你說不用複診齁，拜拜。」

起身，走了，留下千古謎團。

我在倩倩的病歷上，發生耳膜破裂的原因欄位，打了一個問號。

我總不能像我老婆那樣天真，搞錯人家受傷的原因。

老婆大人從美國搬回來，對台灣狀況還不太清楚。她半夜三點被急診叫去，幫一位傷患縫眼睛。這位傷患是被警車從林森北路送過來的。

她問病人，眼睛是怎麼打破的。病人老實地回答，是被球棒打的。

我老婆更老實，立馬責備病人：「那麼暗了，你幹麼半夜四點去打棒球?!」

當場，不僅病人翻了白眼，連護送的警察都昏倒了。

欸，這位美國來的醫師，林森北路上，多的是酒店、夜店、KTV……就是沒有一座棒球場。

這樣，你知道了嗎？

P.S.

教練真的是對的。

我們溜出醫院，看教練和Jimmy互相拉球。聽那厚重的乒乒乓乓的抽球聲，讓我大開眼界。

經過教練的指導，也比較看得懂羅傑・費德勒如何發力，如何發球。

以前我們看不懂，就是因為我們自己以為是用腰在打球，實際上，卻是不折不扣地是用手打。

只是要真的做到像費德勒一樣，很難喔。

大體老師的保佑

一不小心，手機就從我的手中脫逃而出，掉在大體上。

一個禮拜之內，我飛了兩個國家示範教學。除了在現場要用3D實況，轉播人工耳蝸手術給大家看之外，還要帶國外醫師做顳骨手術。

學習顳骨手術的材料，有比較便宜的人造顳骨，適合給初學者練習。由於我都是訓練比較資深的外科醫師，所以用的都是真的帶肉顳骨，我們稱之為wet temporal bone。

一般就是把顱骨連著耳朵鋸下來，或者把大體老師的整顆頭顱鋸下來，先把一側開完之後，再換另外一邊來練習。

這種練習非常重要，不僅可以讓你了解顱骨內部的構造；或是你有新的手術想法，也可以讓你先在這些頭顱上試試可不可行，幫助醫師研發新的手術。

這個禮拜比較特別的是，這兩個地方都不是用頭顱，而是用整個大體，讓我們做練習。

類似學生時代，上解剖課的情景一樣。

這些大體處理得相當好，肉摸起來雖然是冰的，質地卻還是軟的，而且沒有什麼刺鼻的味道。

不瞞大家說，「他們」不僅沒有什麼臭味，空氣中聞起來，甚至還有一點香香的。這種感覺，讓我整個上午工作起來，還滿愉快的。

不過到了下午，這種持續的香味，可能是聞膩了，漸漸地，讓我愈來愈受不了。

一開始，我是盡量憋氣，只做小呼吸，最後實在憋不住了，顧不了所謂大教授形象，奪門而出，衝到室外，狂吸幾口「不香」的新鮮空氣。

學生們被我的發狂舉動嚇著了，紛紛跟著跑出來，問我怎麼一回事。

「我快要被實驗室內的一種香味窒息了。」

「教授，你是在說aroma（芳香劑）嗎？」

「aroma？你們什麼時候噴的？我怎麼都沒有看到。」

「我們沒有噴啊，它一直在那裡燒呀。」學生指著地上的小小燭火說。

我的天啊，我以為在每具大體下面，都點著一個小蠟燭，是當地對死者表示尊敬的神聖宗教風俗。

沒想到點蠟燭，只是作為釋放芳香劑的最便宜方法而已。

我回到實驗室，脫下手套，掏出手機，準備對著大體及其下面的蠟燭照一張照片，為我這一個愚蠢時刻，留下一個紀錄。

拿著手機，正在找一個最好的角度照相時，由於手上沾滿了手術手套內的滑石粉，一不小心，手機就從我的手中脫逃而出，掉在大體上，彈起來，再重摔到地上，面板跟機身就解體成兩部分。

我從來沒有想到，我的手機會這樣結束它的生命。裡面的資料根本就沒有備份。看著面板漆黑的畫面，心中只有一個念頭，就是發揮醫生本色，趕快進行CPR，看可不可以把它救活，解救裡面儲存的檔案。

我小心翼翼地把解體的手機，又兜又捏的拼回去。最後，我長按了一下手機開關，面板竟然神奇地亮了起來。

除了滑的時候，比較不靈敏之外，一切功能都正常。

在回台北的飛機上，我隨手把背包放在座位底下。感覺上，飛機是以比較大的角度起飛，也讓我的回憶快速地回到當學生時代。

想到我們在做大體解剖的時候，同學們努力奮戰的情景。

三更半夜，大家都還跟大體一起熬夜，直到助教來趕人。更扯的是，當時學校因為地勢高，自來水壓不足，常常停水。當連洗手的水都沒有時，就更不用提要洗澡了。

從解剖室回到宿舍，大家身上都帶著一股怪味道。但久了，也就習慣了。

直到有一天，回到宿舍，突然聞到一股清香的青草味，直衝鼻子與腦門，讓人精神一振。

原來有位天才同學發現，上完解剖課，若是沒有水洗手，用路旁的青草來搓搓手，就可以把手上的屍體味道消除掉。

這真是一個偉大的發明。

從此宿舍裡，就經常由青草味取代了屍體味。

繫上安全帶的警示燈熄了，幾位美麗的空姐開始忙碌地來回走動。

看著她們認真地工作，我在腦海中又看到，上解剖課跟我同組，態度最認真的一位女同學。

她的臉幾乎埋入大體已經剖開的腹部，眉毛高高揚起，在她平滑的額頭，硬擠出幾絲皺紋，好讓她的雙眼可以盡可能地往上，方便觀察胸廓內的構造。

不過，坦白地說，當時我並不是在佩服她的投入，而是在想，女同學從帽子裡面溜出來的那些頭髮，已經掉進大體老師的肚子裡了。

隨著她頭部的移動，那些頭髮，也在混著屍水及福馬林的肚子裡面掃來掃去，黏成一縷又一縷的。

「又沒有水，等一下她要去哪裡洗頭髮呀？」

就在滿腦子都是不好的味道及噁心畫面的時候，在現實中，突然出現美好的畫面。

我發現，有位年輕美麗的空姐偷偷地在看我。這是真的嗎？我趕緊眨眨眼、搖搖頭，確定這不是在回憶幻夢中。

我假裝直視著眼前的電視螢幕，但用眼睛餘光，偷瞄著空姐工作的廚房。

沒錯，她真的在看我。這次，我確定她真的在偷看我。她不僅自己偷看，而且還招呼了另外一個空姐一起來看。

「是豔遇嗎？」「還是嘴巴旁邊沾了一粒米？」「我長得像誰嗎？」我心中充滿了亂七八糟的想法。

就在我心裡苦思會是什麼原因的時候，第三位、第四位空姐相繼出現，對著我猛瞄，而且互相交頭接耳地在討論。

這時候，我自己認定的答案是，我應該是被她們當作是金城武等級的人了。在她們討論結束之後，最年輕的兩個空姐，帶著羞怯的微笑，對著我走過來。

「有事情要發生囉。」我心裡暗自高興。

「要簽名照？」「要個人電話號碼？」「我要如何優雅又紳士地應對？」

在她們往我這裡走來，只有幾步距離的瞬間，無數想法一湧而出，一切都有可能。

「先生，」她們倆走到我身邊，停了下來。

「哇，她們真的是來找我搭訕的。」我心裡愉快地笑著。「下一句話應該是，請問您是不是XXX？」我已經準備好回答：「不是的，你們看錯了。我的顏值更高……」

「請問你的手機還在嗎？」

「什麼？我的手機？」怎麼她們問的問題，跟我想像的差那麼遠。

我趕緊彎下腰，摸了一下我放手機的包包，手機真的不見了。

「我手機不在我包包裡了。」我一臉茫然地回答。

「請問您的手機，是不是沒有密碼鎖住？」俏麗短髮的空姐，笑盈盈地問。

「是的，通常都是別人幫我接手機，所以我都沒有用密碼鎖住。」難道是被她撿到了嗎？聽口氣，應該手機在她手上。

「我的手機封面是一戶別墅的照片。」

「那就對了。這支手機是你的嗎？」

果然是我自己CPR救回來，而且還沒有備份的那支手機。

「是，是，是。」我不斷地點頭。

「可是，我的手機怎麼會在你手上呢？」

「是後面第十四排的客人撿到的。」「飛機起飛的時候，他看到一支手機滑到他的腳下。」「因為從您坐的第八排，到第十四排，中間都沒有客人。我們猜想這手機應該是您的。」

「謝謝你們，也請幫我跟十四排的那位客人致謝。」

我雙手接過我的手機，雖然劇情不是我想像的那麼夢幻，至少也是一個好的結果。

我迫不及待地打開手機，檢查一下，看它有沒有摔壞。

螢幕一亮，直接出現了一張我站在大體旁跟印尼醫學院院長的合照。

原來這幾位美眉空姐，真的是在偷瞄我。只是她們不是在仰慕我，而是在輪流確認我是不是手機上面的相片中人。

$&@?#……

⫽

怎麼那麼湊巧？我的手機從第八排，一路滾到有人坐的第十四排。假如它停在中間任何一排，我的手機就很難被找回。

一定是暗地裡有大體老師在保佑。否則掉在他身上，再重摔在地上的手機，怎麼可能被我救回來？

我一定要為他按一個讚，謝謝他保佑我的手機。

不過，自從手機掉到他身上，我都還沒擦洗我的手機。
現在手機又被幾個美眉摸過，我到底該不該用酒精擦拭一下呢？

夏天

我碰到了一個可以拍成電影的故事。

緊閉的窗戶外面，是杭州冷冽的冬天。天色昏暗，玻璃窗上水氣迷濛，看不清楚外面是下著雨，還是下著雪。

雖然是坐在診間裡面，但還是覺得寒氣逼人。我真是後悔沒有多帶件保暖的衣服來。

「請下一位病人進來。」我邊說，邊低下頭，看一下正在等待的名單。

「夏天」！看到這個名字，讓我冷得很blue的心情，立刻聯想到陽光普照的夏季，頓時溫暖了起來。

這孩子是不是有對大大的眼睛，捲捲的棕髮，配上一排白色、大大的牙齒，掛在笑嘻嘻的臉上？

就在腦海裡不斷的想像中，但在我身旁坐下來就診的，卻是一位大人。病歷紀錄中，「夏天」應該是一個兩耳重度聽損的七歲孩子。

「請問您是……？」

「我要給夏天最好的治療。」他沒有回答我的問題。

「您放心，我們會盡全力讓夏天得到應有的治療，請問您是……？」

「陳主任，人工耳蝸是哪一個牌子對夏天最好？」「價錢沒關係，我們不考慮價錢，只要是對夏天好，就可以用。」他接著說。

我再查了一下病歷，夏天曾使用過許多助聽器，每一副都是要價人民幣六萬以上的高級品。

「什麼廠牌適合夏天，我要等看了核磁共振的片子才知道。來我這裡諮詢的每一個家長，都想給自己的孩子最頂級的治療，但是——」

「夏天不是我的孩子。」他打斷了我的話。

「什麼？你說夏天……」我真的很吃驚。

「夏天不是我的孩子，我們沒有血緣的關係。」他斬釘截鐵地再重述一遍。

///

我仔細端詳了眼前這位先生。三十多歲，臉上一直帶著彷彿在向你道早安的微笑，親切又不做作。講話輕聲細語，客氣中又帶著一絲堅持。

身上的皮夾克，跟手上拿的小包包，顯得有些陳舊、過時，完全沾不上高級品的邊。

他大概發現我滿臉的疑惑。

「夏天是我撿到的。」「他是在七年前的冬天，被丟在路旁。我怕他凍死，所以把他抱進家裡。」「因為在冰雪之中撿到，為了去他的寒氣，所以命名為『夏天』，希望他的生命從此暖和開來，而且能送暖給需要的人。」

真的，我身上的寒意，在看到夏天這名字時，就消失了。

「那你在哪裡工作？」我還是忍不住我的好奇心，但又怕被他發現我的市儈氣，所以如此委婉地問他。

因為我算算，光助聽器，他就已經花掉人民幣一百萬在這個沒有血緣的孩子身上了。

「我只是做些小生意，生活還過得去。我只是盡我的力量，讓夏天的生命更充實，緣分吧。」

「我們剛撿到夏天的時候，我們也不知道他聽不見。」「直到他兩歲，我們發覺他還不會講話，才趕緊帶他到北京、上海各地求名醫。」

這時，我突然發現他笑起來總是瞇瞇的眼睛有些怪怪的。

「你的眼睛怎麼好像有點不對稱？」

「噢，我左眼在十三歲時，車禍撞瞎了。我也是一個殘疾人士。」

天啊，曲折的故事還沒有完。

今天我是在看門診，怎麼變成一個聽故事的聽眾了。

「我左眼是義眼，但是沒做好，所以左、右兩邊不對稱。」

「那很簡單嘛，重做一個義眼不就好看了。」錢對他不是個問題呀。

「花那錢，不值得。」「我好看不好看，不重要啦。」「重要的是，要讓夏天有個跟普通小孩一樣好的耳朵。主任啊，到底哪一個牌子的人工耳蝸最好？」「你一定要親手幫夏天開刀喔。」

「我一定會親手幫夏天做手術。你對一位收養的小孩如此盡心，我很感動。」

「我沒有收養夏天。」

「什麼？」

還有故事繼續下去。

「我已經有兩個小孩，在老二出生後沒多久，我就撿到夏天。」「我已經超生了，所以不能再領養。」

聽到這裡，我心裡從佩服他，改成佩服他的老婆。她竟然能容許老公如此照顧夏天，讓夏天也能得到跟自己兩個親生兒子一樣的教養。

她從來沒有在門診出現過，但我知道她一定很美。心美，人一定美。

「後來決定由我的父親來領養。」

這妙了。

「那夏天是你的弟弟囉？」

「也不是。」「因為我父親也沒有領養成功。」

這下子不用再「蛤？」了。我知道我碰到了一個可以拍成電影的故事。

讓我們再看下去。

「因為我們政府規定，若是要收養你撿到的孩子，你要先把小孩送到孤兒院。等六個月後，沒有其他人要收養，你才能具狀領養，而且還要繳四萬人民幣。」這是哪門子的規定啊？

「我父親怕夏天在孤兒院裡面生活不適應，不忍心把他送進去半年，所以就無法完成領養程序。」

這一家人的心，都是像冬陽一樣的暖烘烘。

「那夏天沒有父母親，你們又都不能收養他。沒有戶籍，他上學怎麼辦？」

我已經忘了我的工作是在做人工耳蝸的諮詢。

談話愈來愈離題。

「是啊，我們也很頭痛。」「後來我們找到一條法條，就是只要擁有房子，就能有戶籍，不管他是幾歲。」「所以我們在上海，幫他買了一間房子。並且請了一個阿姨，跟他住在一起，照顧他的生活。」

這時，我無言了。七歲在上海有房子。

我抬頭望望其他在我診間幫忙的人。大家臉上的表情都好像在暗嘆：怎麼被撿到的不是自己呢？

夏天呀，夏天，相信你長大以後，一定能成為人類冬雪中的夏天。

我從事人工耳蝸國際醫療，跨海來台手術的人數已超過七百人。經常聽到他們轉述在台灣的問路經驗，只要隨便問個路人，都可以得到非常親切的回答。甚至誇張到在台北車站問淡水怎麼去，那位要到新店的仁兄，二話不說，就把他們帶到淡水老街，才分手回家。

這些事情，真實的在我的病人群中一再地反覆發生。所謂台灣最美的風景，是人。反過來說，若是我們的朋友講話沒禮貌，問路態度不客氣，他們會得到如此親切的招呼嗎？這一定是互相的。他們一定也是誠誠懇懇地打招呼，客客氣氣地問路，才能得到親親切切的服務。

你若懷疑台灣真的有那麼多心美的人，那是因為你暫時失去這顆心，所以懷疑別人跟你一樣。但是不用著急，因為這顆美麗溫暖的心，可以隨時被喚醒回來，只要你願意。

我知道這個世界不完美，但是我確確實實在台灣或在大陸看到許多人，像夏天「爸爸」一樣，擁有這麼一顆溫暖美麗的心。

很榮幸，能為夏天服務。夏天現在已經可以聽到清楚的聲音了。

企盼我們生活的這個世界，會因為擁有許多許多美麗溫暖的心，而更加美好。

【後記】「我要出書了」——從來不存在的念頭

「我要出書了」，這個念頭若在二〇一四年之前，是從來不存在的，甚至連我自己都不相信。

因為大學聯考時，我的作文只得到個位分數。我姐為了安慰我沒有寫作能力，跟我說：「可能是你寫字太醜的關係。」接著，又補上一句撫慰人心的話：「但別自卑，據我觀察，字寫得好壞是跟長相成反比的！」這讓我有繼續提筆寫字的勇氣。

但班上要辦班刊的時候，我和班上同學一樣，都有投稿，只是我仍然逃不掉，被編輯同學退稿的命運。

能夠出書，要感謝的人很多。第一個是我不認識的人，柯文哲。二〇一四年底，我離開工作十八年的醫院。本來是醫藥媒體寵兒的我，突然之間，走下神壇，喪失了發言權。而柯P恰走出醫院，當選市長，占據所有媒體版面。我若是要維持我的能見度，就需要像柯P一樣，能在媒體曝光。但是發表政論、上廣告節目，或當「名嘴」，都不是我能做的。

這時，耳鼻喉醫學會會訊，向我邀稿。「邀稿」，不是我去投稿，理論上，應該是寫了就會刊登，結果竟然還是被退稿。

我心裡非常不爽。一方面，已經花了時間寫的東西，不甘就此白白進入垃圾桶；另一方面，又希望有媒體曝光的機會。

我就把我被退的稿，交給我之前任職振興醫院的好友，公關呂建和。

「建和，拜託你，我已經離開醫院，沒有媒體管道。可不可以幫我找一家報紙刊登？」「隨便哪家都行。」

「主任，報紙現在沒人看了啦！」他拒絕我的提議。「我幫你想辦法，問一下《聯合報》的韋麗文。」

「這個文章看起來好有畫面喔！」就這樣，對我獨具慧眼的韋麗文，下了這樣的評語之後，〈我把病人的臂神經叢砍斷了〉（新書裡的〈我把病人的手弄殘廢了〉）敗部復活，成了第一篇登上聯合報元氣網的文章。

這篇也成了我最後一篇被退稿的文章。文章一登出，據說反應很好，元氣網就來簽約，開始我的老文青新副業。寫了三篇之後，寶瓶文化也看到了文章，建議簽約，出書變成真實發生的事。

⫻

因為我每週都要出國開會及手術，常常週日深夜才回到台灣。週一早上，會想賴床，放鬆一下。

「又在看棒球。」有人不滿意我的懶散了。

「我下午才要去醫院，就看一下大聯盟實況嘛。我今天早上沒事。」我稍微爭取我的權利。

「沒事？」「沒事不會起來寫故事嗎？」「起來，去寫！」命令下達，沒有抗旨的選項。

///

「又在看手機，螢幕那麼小，眼睛要壞掉嗎？」語氣有點不太妙。

「我我……在寫故事。」先騙她一下，免得被她知道我在看影片。

「喔，寫完寄給我看看。」語調下降許多。

根本沒在寫的故事，只好趕快寫一篇。

有一半的故事，是在這樣的狀況下產生的。所以能出書，一半的功勞要歸屬於我家裡的老闆，莊怡群醫師。醫師太座不僅幫我校稿，整理讀者的留言，也提供很多的意見，尤其是對文章中女主角的描述。沒有這位前女友用上述奇特的方法督促，這本書的出版一定還遙遙無期。

書中所有的故事，都是真實的，人物也都是真實存在的。但我把故事的主角互換過，以免「病」與「人」容易對號入座，造成病人隱私權的洩漏。

在醫院裡面，看到人生百態，有喜，有悲。身為外科醫師，我們無法保證治療的結果，但我們一定可以保證有最好的醫療過程。不僅要醫治「病人」，更要處理好「病」跟「人」。

希望你們可以用輕鬆的心情，讀完這本書，也可以讓你們邊笑邊了解，面對不同的「病」、「人」、「病人」，我們如何做出決策，解決病家的難題。

國家圖書館預行編目資料

有溫度的手術刀：一個頂尖外科醫師的黑色幽默／陳光超著. ——初版. ——臺北市；寶瓶文化事業股份有限公司, 2021.09
面；　公分, ——（Vision；217）
ISBN 978-986-406-252-2（平裝）
1. 外科 2. 專科醫師 3. 醫病關係 4. 通俗作品
416　　110013483

Vision 217

有溫度的手術刀——一個頂尖外科醫師的黑色幽默

作者／陳光超 副院長

副總編輯／張純玲
發行人／張寶琴
社長兼總編輯／朱亞君
資深編輯／丁慧瑋　編輯／林婕伃
美術主編／林慧雯
校對／張純玲・陳佩伶・劉素芬
營銷部主任／林歆婕　業務專員／林裕翔　企劃專員／李祉萱
財務主任／歐素琪
出版者／寶瓶文化事業股份有限公司
地址／台北市110信義區基隆路一段180號8樓
電話／(02) 27494988　傳真／(02) 27495072
郵政劃撥／19446403　寶瓶文化事業股份有限公司
印刷廠／世和印製企業有限公司
總經銷／大和書報圖書股份有限公司　電話／(02) 89902588
地址／新北市五股工業區五工五路2號　傳真／(02) 22997900
E-mail／aquarius@udngroup.com

法律顧問／理律法律事務所陳長文律師、蔣大中律師
如有破損或裝訂錯誤，請寄回本公司更換
著作完成日期／二〇二一年四月
初版一刷日期／二〇二一年九月二十三日
初版四刷+日期／二〇二一年十二月十七日
ISBN／978-986-406-252-2
定價／三四〇元

AQUARIUS 寶瓶 文化事業

愛書人卡

感謝您熱心的為我們填寫，
對您的意見，我們會認真的加以參考，
希望寶瓶文化推出的每一本書，都能得到您的肯定與永遠的支持。

系列：vision 217　書名：有溫度的手術刀——一個頂尖外科醫師的黑色幽默

1. 姓名：＿＿＿＿＿＿＿＿　性別：□男　□女

2. 生日：＿＿年＿＿月＿＿日

3. 教育程度：□大學以上　□大學　□專科　□高中、高職　□高中職以下

4. 職業：＿＿＿＿＿＿＿＿

5. 聯絡地址：＿＿＿＿＿＿＿＿＿＿＿＿＿＿＿＿

聯絡電話：＿＿＿＿＿＿＿＿　手機：＿＿＿＿＿＿＿＿

6. E-mail信箱：＿＿＿＿＿＿＿＿＿＿＿＿

□同意　□不同意　免費獲得寶瓶文化叢書訊息

7. 購買日期：＿＿年＿＿月＿＿日

8. 您得知本書的管道：□報紙／雜誌　□電視／電台　□親友介紹　□逛書店　□網路

□傳單／海報　□廣告　□其他

9. 您在哪裡買到本書：□書店，店名＿＿＿＿＿＿　□劃撥　□現場活動　□贈書

□網路購書，網站名稱：＿＿＿＿＿＿＿　□其他＿＿＿＿＿＿

10. 對本書的建議：（請填代號　1. 滿意　2. 尚可　3. 再改進，請提供意見）

內容：＿＿＿＿＿＿＿＿＿＿

封面：＿＿＿＿＿＿＿＿＿＿

編排：＿＿＿＿＿＿＿＿＿＿

其他：＿＿＿＿＿＿＿＿＿＿

綜合意見：＿＿＿＿＿＿＿＿＿＿＿＿＿＿＿＿＿＿＿＿

11. 希望我們未來出版哪一類的書籍：＿＿＿＿＿＿＿＿＿＿＿＿＿＿

讓文字與書寫的聲音大鳴大放

寶瓶文化事業股份有限公司

（請沿此虛線剪下）

廣 告 回 函
北區郵政管理局登記
證北台字15345號
免貼郵票

寶瓶文化事業股份有限公司收

110台北市信義區基隆路一段180號8樓

8F,180 KEELUNG RD.,SEC.1,

TAIPEI.(110)TAIWAN R.O.C.

（請沿虛線對折後寄回，或傳真至02-27495072。謝謝）